Préparation pour l'embarazo

para

nouveaux pères

Tout ce dont vous avez besoin est sûr et sécurisé pendant un embarazo

Carmen R. Brown

TABLA DE CONTENIDO

introduction

Message de bienvenida

¡Bienvenida al apasionante viaje del embarazo! Si vous vous convertissez en père pour la première fois ou élargissez votre famille, ce livre sera votre compagnon de confiance pendant tout le processus. L'embarazo est une époque de joie, d'anticipation et d'innombrables préoccupations. Notre objet est de vous apporter la connaissance et l'apoyo dont vous avez besoin pour naviguer à ce moment incroyable avec confiance et facilité.

Depuis le moment où vous planifiez de planifier votre voyage jusqu'au jour où vous travaillez avec votre bébé à la maison, ce livre est livré chaque jour. Nous savons que chaque embarras est unique et, s'il n'existe pas de guide unique pour tout, nous avons élaboré un parcours intégral qui aborde les expériences et les inquiétudes des communes. Nous espérons que le livre vide sera plus préparé pour les changements et les hits qui sont avec eux, armé de conseils pratiques et tranquilles pour les expériences partagées des autres.

Le propósito de ce livre est complet. Que nous vous informions, apoyarte et fortalelecerte pendant votre embarazo. Comme c'est le cas, ceci est enregistré :

1. **Information** : L'objectif principal est de fournir une information précise et d'actualisation pendant la grossesse, la partie et les premières années de paternité. L'embarras peut entraîner des changements importants sur le plan physique, émotionnel et mental. Comprendre ces changements peut vous aider à répondre à vos attentes et à vous préparer à ce que vous espériez. Les aspects biologiques du concept ont les différentes étapes du développement fœtal, nous nous efforçons de fournir des explications claires et détaillées qui augmentent votre compréhension et votre confiance.

2. **Apoyo** : Nous fournissons également des informations, nous proposons des conseils pratiques et des suggestions sur la manière de présenter les différents aspects de l'embarazo. Il comprend des routines de régime et d'exercices, la gestion des communes de naissance, la préparation à l'accouchement et la compensation pour la récupération du bébé. Nous vous proposons également un accompagnement pour construire un

rouge à lèvres, tant aux termes de la santé que des relations personnelles.

3. **Empoderamiento** : la entamos a tomar décisions informadas sobre su embarazo y parto. Cela inclut la discussion de sujets liés aux plans de la pièce, aux options pour la gestion de la douleur et à l'importance du défenseur dans cette situation dans le cuidado de la santé. En présentant différentes options et considérations, nous espérons que nous prendrons la décision selon laquelle le plus gros problème vous a coûté votre bébé.

4. **Tranquilliser** : un aspect central de ce livre est d'aborder les inquiétudes et les préoccupations des communes qui ont de nombreux futurs parents. L'embarazo est un moment d'incertitude et de questions qui sont séparées et qui ne sont pas seules. De nombreuses personnes ont des sentiments et des expériences différents qui sont utilisés, et il existe des ressources et des moyens pour les défis que vous pouvez rencontrer.

5. **Connecter** : Il est important de développer l'importance de construire un apoyo rouge qui inclut des soins médicaux éprouvés, la famille et les amis. Un système d'apoyo solide peut marquer une différence significative dans votre expérience de travail. Ce livre est basé sur l'orientation de la construction et de l'entretien de ces connexions, en

assurant l'obtention de l'aide et de l'étranger qui nécessite le long du chemin.

L'embarazo est une époque de grands cambios et, avec le cambio, un menudo viene la incertidumbre. Ce livre est destiné à apporter clarification et réconfort, à susciter la joie du temps et à valoriser les instants.

Viens utiliser ce livre

Ce livre est conçu pour un guide complet qui peut être consulté au moment de la livraison. La suite vous propose quelques conseils sur la manière de garantir la part maximale :

1. **Lea cronológicamente** : por supuesto, puede saltar a cualquier sección que l'intérêt, mais vider le livre de principe à la fin le permitirá comprender paso a paso el embarazo. La tête se base sur le devant et possède une image complète du même trimestre et noble. Cela signifie que la Brinda a une vision intégrale de l'itinéraire pratique et que le chemin est préparé depuis longtemps.

2. **Utilisez cette référence** : si vous êtes intéressé par une information précise, utilisez la table des matières ou l'indication pour retrouver rapidement les rubriques pertinentes. Si vous cherchez à lutter contre les nausées matinales, en vous préoccupant

des études prénatales ou en vous préparant au départ, vous trouverez des informations détaillées et des conseils dans les chapitres correspondants. Cela se traduit par une référence pratique qui peut être récurrente à la suite d'une préoccupation ou d'une inquiétude.

3. **Tome notas** : l'embarazo est une expérience personnelle et la fonction pour une personne ne fonctionne pas à d'autres fins. Mientras lee, tome notes de suggestions et conseils qui vous intéressent. Vous devez également noter toute question que vous commenterez avec le médecin pendant vos contrôles. Le livre est un journal commun avec ce livre sous une forme utilisée par le greffier des pensées, des sentiments et des préoccupations à l'égard de la méthode qui avance sur l'embarazo.

4. **Utilisez les exercices et les listes de vérification** : dans le long du livre, vous trouverez divers exercices, listes de vérification et plantes qui vous aideront à planifier et à préparer. Utilisez ces outils pour organiser vos stylos et mettre en œuvre un suivi de votre travail. Pour cette raison, une plante du plan de la pièce doit être décrite dans la description des pièces préférées de la pièce et de la pièce, y compris les listes de vérification qui garantissent qu'aucune trace n'est importante à mesure que vous acerca la demande de pièce. .

5. **Nous sommes à la communauté** : à la fin du livre, nous avons une section sur les ressources et le support, qui comprend des livres recommandés, des sites Web et des groupes d'experts. Connectez-vous avec d'autres personnes qui voyagent à travers des expériences similaires qui rassemblent une perspective différente et d'autres compléments. Au fur et à mesure que vous parcourez les lignes, des groupes locaux pour les pères ou des classes de préparation au rôle créent une communauté qui a une grande différence dans l'expérience de la grossesse.

6. **Manténgase informado** : l'enquête sur l'embarazo évolue constamment. Ce livre contient également une description générale et complète, qu'il est important de retenir lors de la publication des nouveaux desarrollos. Discutez régulièrement avec votre médecin et consultez en toute confiance pour obtenir des informations plus récentes. Cette formation continue l'ayudara et sentirse más segura y capaz pendant tout l'embarazo.

7. **Confía en ti** : Nous vous offrirons un mois d'informations et de conseils, rappelant que vous connaissez mieux votre corps et vos besoins. Utilisez ce livre comme guide, mais confiez-vous à vos instincts et à vos décisions que vous pouvez prendre pour votre bébé. Cada embarazo est unique et le plus

important est que vous soyez apoyada et empoderada dans vos décisions.

Il s'agit d'une expérience unique et personnelle que nous souhaitons faire connaître à chaque étape du chemin. La suite propose quelques conseils finaux sur la façon de célébrer le maximum de parties :

- **Maintenir une activité positive** : l'embarras peut être brumateur, mais il faut se concentrer sur les aspects positifs. Célébrez les succès, pour les tout-petits comme Sean, et prenez le temps d'apprécier l'incroyable processus qui se déroule sur le corps. Une action positive doit être marquée par une grande différence dans la vie du bébé.
- **Manténgase connectée** : partagez vos expériences et vos ressentis avec votre couple, votre famille et vos amis. Construire un rouge de apoyo peut brindar apoyo émotionnel et pratique et faciliter le voyage. Aucun mec en pedir ayuda ou en compagnie d'autres.
- **Manténgase saludable** : consultez les jambes et les conseils du livre sur l'alimentation, l'exercice et l'attention prénatale. Prendre soin de vous physiquement a un impact positif sur votre santé émotionnelle et mentale. Des contrôles périodiques,

une alimentation équilibrée et de l'exercice sont des éléments importants d'une grossesse en bonne santé.

- **Manténgase flexible** : l'embarazo rara vez transcurre exactement según lo planeado, ainsi que manténgase flexible et ouvert au changement. Ajustez-le selon vos besoins et aidez-le lorsque vous rencontrez des problèmes. Si vous êtes en train d'ajuster votre plan de départ ou de buscando apoyo avec des sintomas inesperados, l'adaptabilité vous aidera face aux altibajos de l'embarazo.

- **Manténgase informado** : Manténgase informado y haga preguntas durante todo el embarazo. Cuanto más sepa, mejor podrá tomar les meilleures décisions pour vous et votre bébé. La connaissance est possible et maintient informé le brinda plus de contrôle.

Nous espérons que ce livre contient votre compagnon constant, vous apportant l'information, la confiance et l'aide nécessaire pour vous engager avec confiance et joie. ¡Felicitaciones por su embarazo y le deseamos todo lo mejor en este increyable viaje!

Chapitre 1 : Planification avant la conception

Importance de la santé avant le concept.

Le voyage du père est un moment d'émotion et d'impact, mais il rassemble également les propios desafíos et les responsabilidades. L'une des étapes les plus importantes de cette route est d'assurer la meilleure santé possible avant la conception. La santé préalable au concept se réfère à votre état de santé avant l'engagement et joue un rôle important dans la santé et le développement de votre futur bébé.

C'est pour cette raison qu'il est important avant la conception

La salutation avant le concept est importante pour différentes raisons :

1. **Réduire le risque pour la mère et l'enfant** : une bonne santé avant la conception peut réduire le risque de complications pendant la grossesse et pendant la grossesse, comme la prééclampsie, le diabète gestationnel et une partie de la prématurité. Cela contribue au desarrollo saludable del baby.
2. **Une plus grande fertilité** : un mode de vie sain, qui comprend une alimentation équilibrée, un exercice régulier et un maintien des nocivas, qui rend la

fertilité des ambos sociaux plus grande. Aussi, l'embarras possible et la possibilité d'un embarras sain.

3. **Détection de la température et traitement des problèmes de santé** : Les problèmes de santé ou les risques de santé préexistants avant l'embarazo peuvent prévenir les complications. Des conditions telles que le diabète, l'hypertension artérielle et l'hypertension artérielle peuvent être utilisées de manière plus efficace grâce à une intervention temporaire.

4. **Santé génétique** : comprendre et aborder les risques génétiques avant l'embarras peut empêcher la transmission des maladies génétiques. Les tests génétiques peuvent identifier des problèmes potentiels pouvant conduire à une intervention médicale.

5. **Préparation émotionnelle et mentale** : une bonne santé physique et un menu en corrélation avec un grand animal émotionnel et mental, ce qui est crucial pendant les périodes les plus difficiles de la grossesse et les premières années de paternité.

Pour vous assurer d'avoir une meilleure santé dès les premiers jours du concept, c'est un moyen très proactif de garantir un accouchement plus serein et un bébé en meilleure santé. Ce chapitre décrit les différents aspects de la santé avant le concept et la compréhension avec l'asesoramiento avant le concept.

Conseils avant la conception

L'assistance préalable à la conception est une étape importante pour toute personne qui est en train de planifier un embarazo. Cela implique une réunion avec un médecin pour qu'il soit en bonne santé, un style de vie et tout autre facteur qui affecte la grossesse. Cette séance d'assistance à l'aide permettra d'identifier et de mitiger des risques, d'éduquer et de planifier un embarazo saludable.

Vous espérez asesoramiento avant la conception.

Lors d'une séance de bilan avant la conception, le médecin analysera différents aspects de la santé et du mode de vie :

1. **Historial médico personal** : Su médico le preguntará sobre cualquier condición médica crónica que peda tener, como épilepsie, diabète, hypertension artérielle, anémie ou allergies. Il est important de traiter les effets en amont pour réduire les risques de gêne.
2. **Médicaments réels** : vous disposez des bons médicaments actuellement disponibles, y compris les médicaments que vous achetez et les compléments alimentaires. Certains médicaments peuvent affecter

la fertilité ou ne pas être utilisés pendant l'embarazo. Le médecin doit proposer des soins médicaux alternatifs si cela est nécessaire.

3. **Cirugías previas y embarazos anteriores** : Se revisarán todas las cirugías anteriores, en particulier celles qui affectent le système reproducteur. Si vous souffrez de gêne antérieure, y compris des complications telles que des avortements spontanés ou des partos prématurés, vous analyserez ces sujets pour planifier un résultat plus saluable pour les futures gênes.

4. **Antecedentes familiares** : une évaluation médicale historique de la mère et du père Ayuda identifie les conditions génétiques et les conditions héréditaires qui peuvent affecter la naissance ou la santé du bébé. Ce n'est pas important en cas d'hypertension artérielle, de diabète et de malformations congénitales.

5. **Détection génétique** : selon vos antécédents médicaux et familiaux, il est possible qu'ils recommandent un examen génétique et des essais de détection. Il peut être utilisé pour déterminer l'éventail de caractéristiques génétiques héréditaires telles que l'anémie falciforme, le traitement de Tay-Sachs ou la fibrose.

6. **Estado de vacunación** : le médecin s'assure que les dernières vaccins sont cruciaux pour un embarras

salutaire, comme la rubéole (sarampión alemán) et la varicelle (varicela). Si vous êtes toujours immunisé contre ces enfermedades, vous devrez quitter les hommes et les femmes avant de traverser la montagne.

7. **Facteurs de style de vie** : les discussions incluent le régime alimentaire, les habitudes d'exercice, la consommation de substances (y compris le fumar ou l'alcool) et d'autres facteurs de style de vie qui affectent la grossesse. Le médecin doit consulter des changements qui assurent la santé pour optimiser la fertilité et le déroulement de la grossesse.

8. **Salud Mental** : La santé mentale et émotionnelle est extrêmement importante. Le médecin doit vous examiner pour détecter la dépression, examiner et résoudre les problèmes de santé mentale. Vous pouvez proposer des recursos et apoyo pour garantir que vous êtes préparé émotionnellement pour l'embarazo.

Avantages de l'association avant la conception

L'accompagnement préalable à la conception présente de nombreux avantages :

1. **Atención personalizada** : la séance d'assistance apporte une assistance et des interventions personnalisées selon l'état de santé et le style de vie

des individus. Cette personnalisation garantit que les tailles spéciales sont abordées de manière efficace.

2. **Salud préventive** : l'identification et le traitement lors d'éventuels problèmes de santé peuvent prévenir les complications pendant la grossesse. Par exemple, vous pouvez contrôler la tension artérielle des femmes diabétiques et réduire le nombre d'anomalies congénitales.

3. **Toma de Decisions Informadas** : L'Assesoramiento vous apportera la connaissance qui est nécessaire pour prendre des décisions Informadas sur votre santé et votre embarazo. Comprendre les risques et les avantages de diverses procédures peut aider à rendre les mesures proactives plus embarrassantes saludables.

4. **Tranquillité : les** tomó medidas peuvent optimiser votre santé avant l'accouchement, vous apportant tranquillité et réduisant l'anxiété. Quand c'est bien préparé, vous pouvez vous concentrer sur votre travail.

5. **Le plus de résultats** : les studios ont été démos par l'équipe avant la conception des résultats de la livraison. Les femmes qui reçoivent ces conseils avant la conception ont plus de chances d'avoir un bébé et un bébé en bonne santé.

Comprendre vos antécédents médicaux et familiers est la pierre angulaire de la planification avant la conception. Proportionna información valiosa sobre posible riesgos y auda a desarrollar un plan intégral pour un embarazo saludable.

Histoire médicale personnelle

Su historial médico personal, y compris les enfermedades crónicas, les cirugías previas et les embarazos anteriores. Ce sont tous des aspects importants à considérer :

1. **Maladies chroniques** : des affections telles que le diabète, l'hypertension artérielle, la tension artérielle, l'épilepsie et l'asma peuvent être contrôlées avant l'embarras. Les maladies mal traitées peuvent provoquer des complications telles que la prééclampsie, la part prématurée et les congénitas anormaux.
2. **Médicaments qui sont réellement censés l'être** : d'autres médicaments peuvent affecter la fertilité ou aucune autre mesure de sécurité pendant la grossesse. Un examen médical des médicaments et des alternatives suggérées avec davantage de mesures de sécurité sont nécessaires. Nunca deje de

tomar los medicamentos recetados sin consultar a su médico.

3. **Previa cirugías** : Les cirugías, spécialement celles qui impliquent les organes reproducteurs, peuvent affecter la fertilité et la grossesse. Une discussion doit être faite au préalable avec le médecin pour comprendre les implications.

4. **Embarazos anteriores** : si vous avez eu une grossesse précoce et avez des complications tenido telles qu'un avortement spontané, un parto prematuro ou un diabète gestationnel, le médecin prend en compte ces facteurs dans votre plan de grossesse. Comprendre les problèmes antérieurs afin de planifier un résultat plus salutaire dans les futurs problèmes.

Histoire familière

L'historial médico familier propose des informations sur les maladies génétiques et les vastes héréditaires. Tanto le médecin historique de la mère comme du père fils importantes :

1. **Maladies génétiques** : Certaines maladies génétiques peuvent être héréditaires, telles que l'anémie falciforme, la fibrose chimique et la maladie de Tay-Sachs. Connaître l'histoire génétique de votre

famille peut vous aider à évaluer le risque de transmettre ces maladies à votre enfant.

2. **Maladies chroniques** : Les affections liées au diabète, à l'hypertension artérielle et aux effets cardiaques ont une composante génétique. Ces affections sont héréditaires peuvent aider à réaliser un suivi et une intervention temporaires.

3. **Défauts congénitos et discapacidades intellectuelles** : Ils ont des défauts congénitos ou discapacidades intelectuales dans votre famille, comentelos avec votre médecin. Les contrôles et les temps d'intervention peuvent être contrôlés par des quantités énormes.

Importance d'informations précises

Il est fondamentalement approprié de fournir des informations précises et détaillées afin qu'il s'agisse d'antécédents médicaux familiers. Voici ce qui vous permet d'être médecin :

1. **Identifier les risques** : L'identification de la température des risques potentiels permet des opportunités d'intervention pour de futures complications.

2. **Programmer une détection de test** : vous pouvez programmer des tests de détection génétique et d'autres tests en fonction de votre médecin historique

pour garantir que tout problème sera détecté à un moment donné.

3. **Brindar asesoramiento personalizado** : Vous pouvez recevoir des recommandations personnalisées pour optimiser votre santé et le déroulement de votre grossesse.

4. **Traitement des enfermedades chroniques** : l'effet thérapeutique des enfermedades chroniques réduit l'énorme quantité de complications tout au long de la grossesse.

Cribado génétique

Les tests génétiques font partie de la planification essentielle de la grossesse. Cela signifie que des tests peuvent être effectués pour détecter les différences génétiques qui peuvent être transmises à votre enfant. Conocer el riesgo de ces trastornos l'aidera à prendre des décisions informées sur votre engagement et prendre des mesures pour contrôler les problèmes possibles.

Qu'est-ce que le berceau génétique ?

Les tests de détection génétique sont analysés dans l'ADN pour identifier des mutations ou des combinaisons dans différents gènes pouvant être attribuées aux différences génétiques. Ces tests peuvent être effectués dans une trace de sang ou de salive et fournir des informations sur le risque d'avoir un enfant avec un transfert génétique.

Trastornos génétiques comunes

Les maladies génétiques les plus communes qui peuvent être détectées comprennent :

1. **Fibrose quística** : une maladie qui affecte les systèmes respiratoire et digestif. Elle est causée par des modifications du gène CFTR.
2. **Anémie falciforme** : une maladie sanguine qui fait que les globulos rouges se déforment et se décomposent. Cela est dû à un changement dans le HBB.
3. **Enfermedad de Tay-Sachs** : prévient la destruction des cellules nerveuses du cerveau et de la moelle épinière. Elle est causée par des mutations du gène HEXA.
4. **Talasémie** : maladie sanguine qui fait que le corps produit une forme d'hémoglobine anormale. Ceci est dû à des mutations dans les gènes HBA1, HBA2 ou HBB.
5. **syndrome** de Elle est causée par des mutations du gène FMR1.

Pouvez-vous envisager le berceau génétique ?

Nous recommandons le berceau génétique pour :

1. **Parejas avec des antécédents familiers de maladies génétiques** : si vous avez la famille de votre partenaire qui a des antécédents de maladies génétiques, les essais de détection peuvent aider à évaluer le risque de ces maladies génétiques à votre enfant.

2. **Parejas de grupos étnicos de alto riesgo: Ciertos trastornos Geneticos son más comunes en ciertos grupos étnicos.** Par exemple, l'enfermedad de Tay-Sachs est présente avec une fréquence majeure en personas de ascendencia judía asquenazí .

3. **Parejas concomlicaciones de embarazos antérieurs** : si vous produisez un traumatisme génétique ou un défaut de naissance dans l'un de vos embarazos antérieurs, l'examen génétique peut aider à déterminer les causes génétiques subyacentes.

4. **Tous les parejas qui planent un embarazo** : Incluso s'il n'y a pas d'infections génétiques connues dans votre famille, l'examen génétique peut fournir des informations valables sur votre risque.

Conseils pour tester la détection génétique

1. **Détection des porteurs** : vérifiez si vous êtes porteur du gène d'un virus génétique récepteur. Les portadores n'ont généralement pas de symptômes muestran, mais ils peuvent transmettre le gène à leurs enfants.

2. **Diagnostic génétique préimplantatoire (DPI)** : il est utilisé avec la fécondation in vitro (FIV) pour analyser les embryons dans la recherche de maladies génétiques avant l'implantation.

3. **Cribado prénatal** : Pruebas realizadas durante el embarazo para detectar enfermedades Genetics chez el feto. Il s'agit notamment des tests prénatals non invasifs (NIPT), de la muestra de vellosidades coriónicas (CVS) et de l'amniocentèse.

Ventes du cribado génétique

1. **Toma de décisions informadas** : connaître votre risque génétique vous aidera à prendre des décisions informées sur votre embarazo. Cela inclut la décision de mettre en œuvre des tests supplémentaires ou d'envisager des options de reproduction telles que le FIV avec le DPI.

2. **Intervención temprana** : la détection de la température des maladies génétiques permet une intervention et un traitement tempranos, plus jorando le pronóstico des enfants affectés.

3. **Tranquillité** : comprendre votre risque génétique peut apporter la tranquillité et réduire le milieu à d'éventuelles enfermedades génétiques.

Limites du berceau génétique

1. **Aucune de toutes les enfermedades ne peut être détectée** : les tests de détection génétique ne détectent pas tous les trastornos Genetics. Certaines enfermedades peuvent passer des apercibidas y compris avec un examen complet.

2. **Incertidumbre** : certains résultats des tests peuvent ne pas être concluants ou indiquer un maire sans proportion et diagnostic définitif. C'est le seul moyen d'assurer la sûreté et la sécurité.

3. **Considérations éthiques** : Le cribado génétique plante des questions éthiques, comme la possibilité de discrimination basée sur l'information génétique et le processus de prise de décision concernant les embarazos concernés.

Vaccins importants

Les vaccins ont un rôle crucial dans la planification de l'embarazo, car ils protègent la mère et l'enfant des maladies évitables. Assurer la réception de toutes les vaccins nécessaires avant l'embarras peut aider à éviter des complications graves et à protéger votre santé et le développement de votre bébé.

Vacunas importantes avant l'embarazo.

1. **rubéole**
   - **Importance** : l'infection par la rubéole au cours de l'embarazo peut causer des défauts congénitaux graves comme le syndrome de la rubéole congénitale, qui provoque des problèmes cardiaques, des retours dans le développement et une perte d'audition.
   - **Vacunación** : La vacuna triple vírica (sarampión, paperas y rubéola) est recommandée pour les femmes qui n'ont pas de fils immunisés. Il est important de recevoir cette vaccination au moins un mois avant de planer vos enfants car c'est une vaccination vivante et de ne pas recommander la vaccination pendant l'embarazo.
2. **Varicela (varicela)**
   - **Importance** : l'infection par la varicelle pendant la grossesse peut provoquer des complications graves tant pour la mère que l'enfant, notamment le syndrome de varicelle congénitale et la varicelle néonatale.
   - **Vaccination** : Le vaccin contre la varicelle est recommandé aux femmes qui n'ont pas reçu de

vaccin contre la varicelle. Quant au vide MMR, il est géré par des hommes et avant le concept.

3. **Hépatite B**

- **Importance** : l'hépatite B peut se transmettre à la mère au cours de sa grossesse et provoque une infection chronique et un traitement hépatique chez l'enfant.

- **Vacunación** : Le vaccin contre l'hépatite B est recommandé aux femmes qui ont eu une infection importante, ainsi qu'aux partenaires sexuels multiples, aux femmes qui travaillent dans le secteur sanitaire ou aux femmes ayant des patients positifs à l'hépatite B.

4. **Grippe (grippe)**

- **Importance** : L'emprise est provoquée par les graves dans les embarras des femmes et aussi dans la grande partie de la prématurité. Le vaccin contre la grippe protège une mère et un enfant.

- **Vacunación** : La vacuna contra la gripe est sûre et recommandée au milieu du trimestre de l'embarazo. Il est également recommandé avant l'engagement de garantir l'immunité pendant la période de plainte temporaire.

5. **Tétanos, différence et tos ferina (Tdap)**

- **Significado** : La tos ferina (tos ferina) peut poner en peligro la vida de los recien nacidos. La vaccination pendant l'embarras protège le bébé jusqu'à ce qu'il puisse recevoir ses propres vaccins.

- **Vacunación** : Recommander le vacuna Tdap au troisième trimestre du début de la grossesse. Il est également recommandé de s'assurer que vos vaccins contre le tétanos et la différence sont au jour même de l'embarazada.

Sécurité et moment de sécurité

1. **Vacunas vivas** : Les vacunas vivas comme la triple vírica et la varicelle peuvent être gérées par les hommes et mes intentions antérieures. Il n'y a aucune recommandation pendant l'embarazo debido al riesgo potentiel para el feto en desarrollo.
2. **Vaccins inactivés** : Les vaccins inactivés, comme les vaccins contre la grippe et le Tdap, sont sécurisés par l'administrateur pendant l'embarazo. Ayudan un protecteur de la mère et de l'enfant des enfants préventifs.
3. **Consultez votre médecin** : Avant de recevoir un vaccin, consultez votre médecin pour le traitement ce jour-là et déterminez le meilleur moment pour recevoir les vaccins nécessaires.

Aborder les préoccupations concernant les vaccins

Certaines personnes peuvent avoir des préoccupations concernant les vaccins, en particulier concernant leur sécurité et leurs éventuels effets secondaires. Il est important d'en discuter rapidement avec le médecin, qui devra fournir des informations fondées sur des preuves et clarifier ce qu'est un malentendido. Les vacunas doivent être rigoureusement testés pour déterminer la sécurité et l'efficacité et la partie essentielle de l'atténuation avant la conception et l'embarazo.

Maintenir l'immunité pendant l'engagement.

Assurez-vous de garder toutes les vaccins avant de vous embêter avec la protection de votre bébé contre les maladies évitables. Cela contribue à l'immunité collective et réduit la propagation des maladies infectieuses dans la communauté. Maintenir un système immunologique saludable pendant la vaccination est un aspect essentiel de la planification préalable à la conception et à la santé du système reproducteur en général.

Au centre de votre santé avant la conception, en prenant soin de vous préparer avant la conception, en comprenant vos antécédents médicaux et familiers, en passant par les examens génétiques et en vous assurant d'être dans la journée avec les vaccins requis, vous devrez prendre des mesures proactives pour embarrasser le salut et un bébé. sano. Ces mesures aident à réduire les risques, une plus grande fertilité et une tranquillité d'esprit sur le chemin vers la paternité.

Chapitre 2 : Changer le style de vie saludable

La préparation à la naissance comprend l'adoption et un style de vie salutaire pour les enfants et leur bébé, ce qui est le choix le plus possible. Ce chapitre couvre les aspects importants d'un style de vie sain, y compris la nutrition et le régime alimentaire, l'exercice et l'état physique, éviter les subsistances nocturnes, la gestion des êtres humains et la santé mentale, et l'importance du bien-être.

Nutrition et régime

Une alimentation équilibrée est cruciale pour la santé générale et la fertilité. Bien avant et pendant l'embarazo, vous pouvez aider à atteindre et maintenir un peso saludable, augmenter la fertilité et apoyar le désir de votre bébé. Voici quelques-uns des points les plus importants en dix ans :

Dieta equilibrada : régime alimentaire d'un consommateur varié d'aliments de tous les principaux groupes d'aliments. Il s'agit notamment des fruits, des légumes verts, des céréales intégrales, des protéines magras et des produits lactés. Chacun de ces groupes fournit des nutriments importants qui sont essentiels à la santé et au développement de votre bébé.

Fruits et légumes verts : Riches en vitamines, minéraux et fibres. Intenta llenar la mitad de tu plato avec des fruits et des verduras in cada comida. Contient une quantité particulièrement élevée de folate (une forme naturelle d'acide folique) et d'autres vitamines importantes comme la vitamine C.

Céréales intégrales : des aliments comme le pan intégral, l'arroz intégral et la fibre de quinua aportan, indispensable à une digestion saine. Les céréales intégrales contiennent également des nutriments importants comme le hierro, la vitamine B et le magnésium.

Protéines grasses : Consommer une variété de sources de protéines, comme du poisson, des frijoles et des légumineuses. La protéine est cruciale pour la croissance et la réparation des pièces. En particulier, le poisson contient des acides contenant des oméga-3, ce qui a un effet positif sur le fonctionnement du cerveau.

Lácteos : les produits lácteos comme le leche, le queso et le yaourt contiennent du calcium, de la vitamine D et d'autres nutriments importants pour la santé de la mer. Si vous êtes intolérant au lactosa ou végétalien, vous trouverez des alternatives végétales fortifiées.

Acide folique : Prendre un supplément d'acide folique pour le moins de 400 microgrammes par jour, idéalement trois mois avant la conception. L'acide folique aide à prévenir les défauts du tube neural, qui sont des malformations congénitales graves du cerveau et de la colonne vertébrale.

Hydratation : l'ingestion adéquate de liquides est importante pour maintenir les fonctions corporelles saludables. Intenta de boire au moins et des vasos de agua al día. Limitez les boissons et le café.

Cafeina : La consommation élevée de la cafétéria se situe avec un avortement spontané et important. Limitez la consommation de cafétéria à 200 milligrammes maximum par jour, ce qui équivaut à une seule tasse de cafétéria pendant 12 heures.

Alcool : Évitez l'alcool complètement si vous avez l'intention de l'embarazada et pendant l'embarazo. L'alcool peut affecter la fertilité et provoquer des modifications du spectre d'alcoolisation fœtale (ETCAF), ce qui peut entraîner des problèmes physiques, conducteurs et intellectuels.

Vitamines et suppléments : en plus de l'acide folique, pensez à une vitamine prénatale qui contient du hierro, du calcium et du DHA. Ces nutriments sont essentiels pour une grossesse saine.

Habitudes alimentaires : Desarrollar habitos alimentarios saludables planificando comidas y refrigerios equilibrados.

Les aliments les plus petits et les plus fréquents peuvent aider à soulager les nausées et à maintenir les niveaux d'énergie tout au long de la journée.

Évitez les aliments transformés : les aliments ultratraités doivent contenir un haut contenu d'herbes, d'azúcar et de sel nocivos pour la santé. Elija alimentos fresques et intégrales siempre que la mer est possible.

Adopter ces habitudes et régimes améliorera votre état de santé général et créera des conditions favorables au concept et à une grossesse en bonne santé.

Exercice et aptitude

L'activité physique régulière est bénéfique en termes de fertilité et de santé générale. L'exercice peut être effectué en un peso saludable, réduisant ainsi la force et augmentant le niveau d'énergie. Voici quelques étapes pour incorporer l'exercice dans votre préparation à l'engagement :

Avantages de l'exercice : L'exercice régulier contribue à augmenter la fertilité et à augmenter la circulation sanguine, à équilibrer les hormones et à réduire le stress. L'exercice renforce également les muscles, améliore la santé du système cardiovasculaire et augmente la flexibilité, ce qui se traduit par un résultat bénéfique tout au long de la grossesse et de l'accouchement.

Conseils pour l'exercice : Découvrez une combinaison d'exercices aérobiques, d'entraînement physique et d'exercices de flexibilité. L'exercice aérobique comme caminar, nadar y andar en bicicleta améliore la santé cardiovasculaire. Les exercices d'entraînement du pied, comme la levée des poids ou les exercices avec le poids corporel, desarrollan le pied musclé. L'exercice de flexibilité comme le yoga et les estiramientos améliorent l'amplitude des mouvements et ayudan pour prévenir les lésions.

Intensité Moderada : Intensité atteinte sur une période de 150 minutes d'activité aérobic pendant la semaine. L'intensité de la modération est significative car elle fonctionne bien tout au long de la journée pour le cœur et la fréquence cardiaque, mais aussi pour un transport confortable.

Entrenamiento de fuerza : Réaliser un entrenamiento de force au moins deux semaines par semaine. Concentrée sur les groupes musculaires principaux, y compris les jambes, l'espalda, l'estomago, le pecho, les hommes et les bras.

Flexibilité et équilibre : les exercices de yoga et d'exercices peuvent améliorer la flexibilité et l'équilibre, réduire la force et se détendre de manière détendue. Les cours de yoga prénatal sont particulièrement utiles pour s'adapter aux besoins spécifiques des femmes.

Maintenir l'hydratation : il faut beaucoup d'eau avant, pendant et après l'exercice pour maintenir l'hydratation.

Écoutez votre corps : prêtez attention à ce que votre corps soit assis pendant l'exercice. Évitez les activités qui causent de la douleur, des difficultés ou des difficultés respiratoires. Si vous débutez dans l'exercice ou si vous avez un problème de santé, consultez votre médecin avant de vous lancer dans un nouveau programme d'exercices.

Éviter les activités de haut risque : Évitez les activités avec un haut risque de lésions, comme les sports deportes de contacto, monter à cheval ou esquiar. Après le premier trimestre, vous entendrez les exercices que l'enfant doit effectuer, ce qui réduira le flux sanguin du bébé.

Haga Ejercicio avec un compañero : Faire un exercice avec son compañero peut être une excellente manière de rester motivé et d'agir mutuellement dans les objectifs de santé.

L'incorporation d'une activité physique régulière à votre journal quotidien peut améliorer votre santé générale et préparer votre corps aux exigences du travail et du départ.

L'exposition de nos enfants a un impact négatif sur la fertilité et la santé du bébé. Certainement les éléments suivants sont maintenus pendant la grossesse et pendant la grossesse :

Tabaco : la fumée réduit la fertilité chez l'homme et la femme et augmente le risque d'avortement précoce, de mort fœtale et de prématurité . L'humeur du deuxième jour peut également être perjudiciable. Arrêter de fumer est l'une des meilleures choses que vous pouvez faire pour votre santé et celle de votre bébé. Si cela est nécessaire, vous devriez demander au médecin ou à un programme pour dejar de fumar.

Alcool : L'alcool peut affecter la fertilité et provoquer des malformations et des problèmes congénitaux. Évitez l'alcool complètement si vous souhaitez être embarazada et pendante l'embarazo.

Drogues récréatives : les drogues illégales comme la marijuana, la cocaïne et les métafétamines peuvent causer de graves problèmes pour la santé de votre bébé. Ces aliments peuvent affecter la fertilité, augmenter le risque d'avortement spontané et provoquer des défauts de naissance et des problèmes de développement.

Communiquez avec votre médecin si vous avez besoin d'aide pour le dejar de fumar.

Cafeína : la consommation élevée de caféina est associée à un risque d'avortement à grande échelle et peut affecter la fertilité. Limitez votre consommation de café à 200 milligrammes maximum par jour, ce qui équivaut à une tasse de café de 12 onces.

Toxines ambiantes : Évitez tout contact avec des produits chimiques nocifs et vénéneux comme des pesticides, du plomb et des produits de nettoyage sûrs. Utiliser des alternatives naturelles ou non toxiques si possible. Évitez de manipuler les chats, car ils pourraient contenir la toxoplasmose, un parasite qui pourrait gravement nuire à votre bébé.

Médicaments : disponibles auprès du médecin pour tout médicament que vous devez prendre pour assurer votre sécurité pendant l'embarazo. Il comprend les médicaments reçus, les médicaments vendus gratuitement et les suppléments à base de plantes. Aucun jour vous ne recevez un médicament sans consulter un médecin.

Radiation : Évite l'exposition nécessaire aux radiations, comme : B. par rayons X, surtout pendant l'embarazo. Si vous avez besoin d'une radiographie, informez votre médecin et votre technicien qu'elle est destinée à être embarrassée ou qu'elle est embarrassée.

Alevitar sustancias nocivas, peut protéger votre fertilité et créer un environnement plus sûr pour la naissance de votre bébé.

Gestion du stress et de la santé mentale.

Les aspects mentaux et émotionnels du bienestar sont cruciaux à l'heure de la préparation à la grossesse. Mieux vaut contrôler les points forts et garder une bonne santé mentale que l'humeur générale et la position de la gêne :

Identifier les facteurs estresantes : Identifier les sources d'énergie dans votre vie et développer les stratégies pour les fronts. Cela pourrait signifier établir des limites au travail, chercher des amis et des connaissances ou rencontrer des formes saludables devant les êtres.

Techniques de relaxation : Incorpore les techniques de relaxation à votre journée. Des techniques telles que la respiration profonde, la méditation et la relaxation musculaire aident à réduire le stress et favorisent un sentiment de calme.

Pleine conscience : Les exercices de pleine conscience impliquent de rester en place ici et maintenant et d'être conscients de vos pensées et sentiments sans jugement. Les techniques d'attention plénière, comme la respiration consciente et la caminata consciente, peuvent aider à réduire la force et à augmenter la clarté de l'esprit.

Actividad physique : L'exercice est régulier et apaisant, naturel pour la force. L'activité physique active est l'endophine, substance chimique du cerveau qui agit comme un analgésique naturel et améliore l'état de l'homme.

Dormir : assurez-vous de dormir suffisamment, car le manque de sommeil peut augmenter les niveaux d'énergie et affecter la santé mentale. Établissez une routine de sommeil régulière et créez une ambiance relaxante à l'heure du voyage.

Apoyo social : créez une solidarité rouge d'amis, de familiers et de fournisseurs d'attention médicale. Un système apoyo qui apporte un soutien émotionnel et pratique dans la période antérieure de la conception et pendant la durée de la grossesse.

Asesoramiento y terapia : si experimentala estrés, ansiedad ou dépression grave, le buscar asesoramiento ou terapia profesional. Un psychologue peut aider à développer des stratégies de front et à apporter des solutions.

Passatiempos e intereses : Participa aux activités qui disfrutes et disfrutes. Les passatiempos et les intérêts peuvent offrir une distraction salutaire pour les êtres et améliorer votre bien-être général.

Relaciones Saludables : Mantenga relaciones saludables avec votre couple, votre famille et vos amis. La communication commence, le respect mutuel et l'apoyo son partes essentials de unas relations sanas.

Pensée positive : pratiquez la pensée positive et concentrez-vous sur les aspects de votre vie pour ceux qui sont améliorés. Lire un journal de gratitude peut vous aider à développer une activité positive.

En contrôlant les forces et en donnant la priorité à votre santé mentale, vous pouvez créer une atmosphère positive pour votre bébé.

Importance du Sueño

Dormir lo suficiente est essentiel pour la santé et l'abeille en général. Dormir est particulièrement important au moment de la préparation à la grossesse, qui affectera votre santé physique et mentale, ainsi que votre fertilité :

Suivre et fertilité : les studios ont démontré que la mauvaise qualité du sang et le manque de sueur peuvent avoir un effet négatif sur la fertilité. L'influence sur la régulation des hormones crée un rôle crucial dans la reproduction, comme la mélatonine et le cortisol.

Hygiène du sucre : Établissez de bonnes pratiques d'hygiène du sucre pour améliorer la qualité de votre sucre. Il comprend un mode veille régulier, crée un moment de détente pour l'acoustique et crée une atmosphère ambiante pour le sommeil.

Horaire habituel du jour : Acuéstate et levántate à la même heure tous les jours, y compris les fines de la semaine. La régularité aide à une surveillance interne régulière du corps et une meilleure qualité du sueño.

Routine à l'heure du voyage : déroulez une routine relaxante à l'heure du voyage pour indiquer à votre corps qu'il est une heure de détente. Cela inclut des activités actives comme vider, avoir une salle de bain ou une technologie de relaxation pratique.

Ambiente para dormir : crée une ambiance confortable et propice pour dormir dans votre dortoir. Assurez-vous que votre colchón et vos almohadas apportent de l'apoyo, maintiennent l'habitation fraîche et obscure et minimisent le ruido et la lumière.

Limitez le temps passé devant l'écran : gardez les écrans (y compris les téléphones, tablettes et ordinateurs) quelques heures avant que l'audio ne soit entendu. La lumière bleue émet les écrans et interfère avec la production de mélatonine, hormones qui régulent le sang.

Évitez les stimulants : évitez de consommer votre caféine et votre nicotine à peu près à l'heure de la consommation, car ces stimulants pourraient interférer avec le sucre. Limitez la consommation d'alcool pour changer la clientèle du Sud.

Activité physique : Faites de l'exercice avec régularité, mais évitez l'exercice prolongé pendant l'heure de l'arrivée. L'exercice peut être réalisé en conciliar el sueño plus rapidement et en dormant plus profondément.

Régime alimentaire : Guidez votre alimentation et évitez les aliments copieux à proximité de l'heure du voyage. Un réfrigérateur de faible puissance peut aider à prévenir la chaleur et à favoriser une meilleure qualité.

Techniques de relaxation : Pratiquez les techniques de relaxation avant de démarrer pour calmer votre mental et préparer votre corps à dormir. Des techniques telles que la respiration profonde, la méditation et la relaxation musculaire produisent des résultats efficaces.

Traitement des troubles du sommeil : si vous avez des difficultés à concilier ou à dormir durablement, ou à expérimenter une somnolence diurne excessive, communiquez avec votre médecin. Les trastornos del sueño, comme l'insomnio ou l'apnée du sueño, peuvent affecter votre état de santé général et votre fertilité.

En donnant la priorité à la mère et en adoptant ses propres habitudes saines, elle devrait avoir une vie meilleure en général et créer un environnement favorable au concept et un embarras saludable.

Se préparer à l'embarazo comprend faire des changements dans le style de vie qui la bénéficie tant qu'on l'utilise comme bébé. En se concentrant sur la nutrition et l'alimentation, l'exercice et l'état physique, pour éviter les subsistances nocturnes, contrôler le stress et la santé mentale et donner la priorité au bien-être, nous pouvons construire une base solide pour un engagement saludable et sûr. Cada un de ces aspects desempeña un papel crucial à l'heure de l'augmentation de la fertilité, apoyar une naissance saine et garantissant la naissance de la mère et du bébé. Considérez ces changements avec à la fois des aspects positifs et un avenir plus saluable et un embarazo de bonheur.

Chapitre 3 : Conscience de la fertilité

Comprendre et augmenter la fertilité est un aspect crucial du plan de grossesse. Dans ce chapitre, nous analysons la profondeur du cycle menstruel, observons l'ovulation, surveillons la fertilité des ambos socios et traitons les problèmes des communautés de fertilité.

Entendre le cycle menstruel

Le cycle menstruel est une série de cycles naturels de production d'hormones et de structures de l'utérus et des ovaires du système reproducteur féminin qui permettent la grossesse. Comprendre le cycle menstruel est fondamental pour contrôler la fertilité.

Phases du cycle menstruel.

1. **Phase menstruelle (jours 1 à 5)**
   - Cette phase a lieu le premier jour des règles et dure tout au long des derniers jours.
   - Le revêtement de l'utérus est désespéré, c'est-à-dire qu'il provoque le sang menstruel.
   - Au cours de cette phase, les niveaux hormonaux sont bas, spécialement œstrogènes et progestérone.
2. **Biseau folliculaire (jours 1-13)**
   - Cette superpone à la phase menstruelle permet de continuer jusqu'à l'ovulation.

- L'hypophyse glandulaire libère l'hormone folículo stimulante (FSH), qui stimule les ovaires à produire plusieurs folículos, dont l'un des paquets contenant un ovule.

- Les niveaux d'œstrogènes sont toujours élevés, c'est pourquoi le revêtement de l'utérus est préparé en vue d'un éventuel accouchement.

3. **Ovulation (jour 14)**

- Généralement, cela se produit autour de la mitad del cycle, mais il peut y avoir des variations.

- Une augmentation de l'hormone lutéinisante (LH) diminue la libération d'un ovule adulte de l'un des ovaires.

- L'œuf passe par les trompas de Falopio, mais se trouve en contact avec les espermatozoïdes et est fécondé.

4. **Phase jaune (jours 15-28)**

- Après l'ovulation, le folículo roto se convertit dans le corps jaune, qui sécrète de la progestérone.

- La progestérone assure le maintien du revêtement engrosté de l'utérus.

- Il ne produit pas la fécondation, la dégénérescence lutéo du corps, provoquant une baisse des niveaux de progestérone et le début d'un nouveau cycle menstruel.

Comprendre ces phases peut être utilisé pour identifier la fenêtre de fertilité, le moment du cycle menstruel et la probabilité de grossesse.

La surveillance de l'ovulation est importante pour identifier les jours les plus fertiles du cycle menstruel. Il existe différentes méthodes pour obtenir le suivi de l'ovulation :

1. **Méthode du calendrier**
   - Cela implique que la durée du cycle menstruel varie sur plusieurs mois pour prédéterminer l'ovulation.
   - L'ovulation a commencé 14 jours avant le début des règles.
   - Cette méthode est plus efficace pour les femmes possédant un vélo ordinaire.
2. **Graphiques de température corporelle basale (BBT)**
   - BBT est la température corporelle au repos.
   - Après l'ovulation, la température basale corporelle (entre 0,5 et 1 degré Fahrenheit) augmente légèrement en raison de la progestérone.
   - Contrôlez votre température corporelle basale tous les jours avant le lever pour détecter une augmentation de la température.

3. **Moniteur du cou cervical**
   - Le moment du changement cervical s'effectue le long du cycle menstruel.
   - Lors de l'ovulation, le moco cervical est vuelve transparent, élastique et rebaladizo (comme la clara de huevo), ce qui indique une fertilité élevée.
   - Surveillez ces changements pour déterminer la précision de l'ovulation.

4. **Kits de prédiction de l'ovulation (OPK)**
   - L'OPK détecte l'augmentation de LH avant l'ovulation.
   - L'utilisation d'OPK pendant la période d'ovulation peut aider à déterminer le meilleur moment pour concevoir.

5. **Applications et dispositifs de fertilité**
   - Il existe diverses applications et dispositifs disponibles qui utilisent des algorithmes pour prédéterminer l'ovulation en fonction des données d'entrée telles que la température basale corporelle, la durée du cycle menstruel et les mouvements de la colonne cervicale.
   - Certains appareils utilisent des capteurs pour fournir des informations sur la fertilité en temps réel.

En combinant ces méthodes, les couples peuvent également construire leurs positions avec la précision de l'ovulation et des relations sexuelles cruciales pour la conception.

La fécondation ne dépend pas uniquement du couple. Des gens sociaux peuvent prendre des mesures pour augmenter leur fertilité.

Pour femme

1. **Prêtez attention à un régime alimentaire sain.**
   - Une alimentation équilibrée en fruits, légumes, céréales intégrales, protéines grasses et graisses saludables peut améliorer la santé et la fertilité en général.
   - Ciertos nutriments comme l'acide folique, la hiérarchie et les acides grasos oméga-3 sont cruciaux pour la santé de la reproduction.
2. **Expulser régulièrement**
   - L'exercice modéré et régulier aide à maintenir un poids saludable et à réduire les effets, les qualités sont importantes pour la fertilité.
   - Évitez les exercices excessifs qui modifieraient le cycle menstruel et l'ovulation.
3. **Garder un peso saluable**

- Tanto las femmes de faible poids et sobrepeso peuvent expérimenter des cycles menstruels irréguliers et des problèmes d'ovulation.
- Alcanzar un peso salutaire au milieu du régime alimentaire et de l'exercice peut augmenter la fertilité.

4. **Évitez la fumée et l'alcool.**

- Les fumées et la consommation excessive d'alcool peuvent affecter la fertilité et augmenter le risque d'avortement spontané.
- La santé du système reproducteur est optimale en termes de quantité de fumée et limite la consommation d'alcool.

5. **Réduire le stress**

- Les niveaux élevés d'estrés peuvent affecter l'équilibre hormonal et l'ovulation.
- Des pratiques comme le yoga, la méditation et l'atténuation peuvent aider à contrôler les êtres.

6. **Contrôlez la prise de médicaments et de suppléments.**

- Les médicaments et suppléments Ciertos peuvent affecter la fertilité.
- Consultez un médecin pour obtenir les médicaments ou les suppléments de Sean Seguros pour la conception.

Pour les hommes

1. **Prêtez attention à un régime alimentaire sain.**
   - Une alimentation contenant des antioxydants (dont les vitamines C et E), du zinc et du sélénium améliore la qualité du sperme.
   - Les graminées sont salubres et un apport suffisant en protéines est également important pour la production de sperme.
2. **Expulser régulièrement**
   - L'exercice régulier peut améliorer la santé générale et augmenter les niveaux de testostérone.
   - Évitez les activités qui provoquent une surchauffe des testicules, telles que : B. Le cyclisme excessif ou l'utilisation de jacuzzis, car cela pourrait affecter négativement la qualité des spermatozoïdes.
3. **Garder un peso saluable**
   - Le sobrepeso ou le peso de faible poids peut affecter le recuento et la qualité des espermatozoïdes.

- Alcanzar un peso salutaire au milieu du régime alimentaire et de l'exercice peut augmenter la fertilité.

4. **Évitez de fumer et consommez trop d'alcool.**

- La fumée et la consommation excessive d'alcool peuvent réduire le nombre et la motilité des espermatozoïdes.
- La salud d'esperma est un excellent moyen de fumer et de limiter la consommation d'alcool.

5. **Réduisez l'exposition aux toxines.**

- L'exposition aux toxines ambiantes telles que les pesticides, les particules métalliques et les produits chimiques peut affecter la qualité du sperme.
- Il est utile de réduire l'exposition en utilisant des produits nettoyants naturels et des aliments biologiques.

6. **Lidiar avec les étoiles**

- Les niveaux élevés d'estrés peuvent affecter l'équilibre hormonal et la production de spermatozoïdes.

- Des formations pratiques, des techniques de relaxation et des pasatiempos peuvent être utilisés pour contrôler le stress.

7. **Contrôlez la prise de médicaments et de suppléments.**

   - Ces médicaments et suppléments peuvent affecter la production et la qualité du sperme.

   - Consultez un médecin pour vous assurer de recevoir des médicaments ou des conseils médicaux complémentaires pour le concept.

Problèmes des communes de fertilité

Les problèmes de fertilité peuvent toucher un groupe socio-économique et nécessiter une intervention médicale. Comprendre ces problèmes peut être utilisé pour trouver le traitement correctement.

Pour femme

1. **Syndrome ovarien poliquistique (SOP)**

   - Le syndrome ovarien est un problème hormonal qui provoque des cycles menstruels irréguliers et des problèmes d'ovulation.

   - Les symptômes comprennent des règles irrégulières, une prise de poids excessive, de l'acné et une perte de poids.

- Le traitement comprend des combinaisons dans le style de vie, des médicaments pour réguler l'ovulation et des techniques d'aide à la reproduction.

2. **endométriose**

   - L'endométriose se produit d'une manière similaire au revêtement de l'utérus hors de l'utérus, provoquant des douleurs et des problèmes de fertilité.

   - Les symptômes comprennent les périodes douloureuses, les douleurs pelviennes et les douleurs pendant les relations sexuelles.

   - Les options de traitement comprennent les médicaments, les médicaments et les technologies d'assistance.

3. **Tratorsions de l'ovulation**

   - Diverses affections médicales peuvent affecter l'ovulation, y compris le traitement de la thyroïde, l'hyperprolactinémie et l'insuffisance ovaire prématurée.

   - Les sintomas comprennent le sangrado menstruel irrégulier ou extérieur.

   - Le traitement comprend l'administration de médicaments pour induire l'ovulation et le traitement des bienfaits sous-jacents pour la santé.

4. **Anomalies utérines et cervicales.**

- Les problèmes structurels de l'utérus ou du corps utérin, notamment les fibromes, les polypes ou les anomalies congénitales, peuvent affecter la fertilité.
- Les options de traitement comprennent des techniques chirurgicales et des techniques de procréation assistée.

5. **Facteurs de la trompette de Falopio**
   - Les trompettes de Falopio bloquent ou dañadas peuvent empêcher que l'ovule et l'espermatozoïde se rencontrent.
   - Les causes incluent l'inflammation pelvienne, la cirugía praevia ou l'endométriose.
   - Le traitement comprend la cirugía pour réparer les trompas de Falopio ou la fécondation in vitro (FIV).

6. **Infertilité liée à l'âge**
   - La fertilisation diminue naturellement avec la culture, surtout après 35 ans.
   - Les options pour les femmes âgées comprennent le FIV, l'utilisation de beignets et d'autres supports techniques pour la reproduction.

Pour les hommes

1. **Recuento bas de espermatozoides (oligospermie)**

- Le faible niveau d'espermatozoïdes peut avoir diverses causes, notamment le déséquilibre hormonal, les conditions génétiques et le style de vie.
- Le traitement comprend des combinaisons de mode de vie, de médicaments et de techniques de reproduction ainsi que l'injection d'espermatozoïdes intracitoplasmiques (ICSI).

2. **Motilité des espermatozoïdes (asténozoospermie)**

- La mauvaise motilité des espermatozoïdes signifie que les espermatozoïdes ont des difficultés à aller jusqu'à l'ovule.
- Les causes incluent des facteurs liés au mode de vie, aux infections et aux maladies génétiques.
- Le traitement comprend des combinaisons de style de vie, de médicaments et de techniques d'aide à la reproduction.

3. **Morphologie anormale de l'espermatozoïde (tératozoospermie)**

- Une forme anormale des espermatozoïdes peut affecter la capacité des espermatozoïdes à féconder l'ovule.
- Les causes comprennent des facteurs génétiques, des facteurs liés au mode de vie et des toxines ambiantes.

- Le traitement comprend des combinaisons de style de vie, de médicaments et de techniques d'aide à la reproduction.

4. **Trastornos de la eyaculación**

   - Les causes de l'éjaculation, comme l'éjaculation précoce ou l'éjaculation rétrogradée, peuvent affecter l'entrée des spermatozoïdes.

   - Le traitement comprend un accompagnement médical, thérapeutique et technique.

5. **varicocèle**

   - Une varicocèle est un agrandissement des veines de l'escroto, qui peut affecter la production de spermatozoïdes.

   - Les options de traitement incluent la cirugía pour corriger la varicocèle ou un support technique pour la reproduction.

Pour les ambos socios

1. **Infertilité inexplicable**

   - Dans tous les cas, lors de l'examen d'un examen médical, il n'est pas possible d'identifier une cause spécifique d'infertilité.

   - Les options de traitement comprennent des combinaisons de style de vie, de médicaments et d'assistance technique.

2. **Facteurs de style de vie**
    - Les facteurs du style de vie, tels que la mauvaise alimentation, le manque d'exercice, le tabaquisme, la consommation excessive d'alcool et les estrés, peuvent affecter la fertilité des ambos socios.
    - Tenir en compte ces facteurs peut améliorer les possibilités de conception.
3. **Toxines ambiantes**
    - L'exposition aux toxines ambiantes telles que les pesticides, les métaux et les produits chimiques peut affecter la fertilité des plantes socio-économiques.
    - Réduire l'exposition à ces toxines améliorera la santé reproductive.
4. **Enfermedades**
    - Le traitement des maladies chroniques comme le diabète, le traitement des thyroïdes et le traitement des maladies auto-immunes peuvent affecter la fertilité des organes socio-économiques.
    - Le traitement de ces affections avec l'aide d'un médecin améliorera la fertilité.

Aidez-nous à résoudre les problèmes de fertilité.

Si vous souhaitez naître depuis longtemps (ou plus de 35 ans), vous aurez la possibilité de devenir spécialiste de la fertilité. Un spécialiste en fertilité peut réaliser un examen exhaustif pour identifier le problème sous-jacent et recommander des options de traitement.

Options de traitement

1. **Médicament**
   - Des médicaments comme le citrate de clomifène et le létrozole peuvent stimuler l'ovulation chez les femmes souffrant de troubles de l'ovulation.
   - Les traitements hormonaux peuvent corriger les déséquilibres qui affectent la fertilité chez l'homme et la femme.
2. **cirugía**
   - Les interventions chirurgicales entraînent des problèmes structurels qui affectent la fertilité, notamment des fibromes, de l'endométriose et des varicocèles.
3. **Technologies de reproduction assistée (ART)**
   - L'ART comprend des procédures telles que l'insémination intra-utérine (IIU) et la fécondation in vitro (FIV).
   - Ces technologies peuvent aider un couple à comprendre divers problèmes de fertilité.
4. **Changements dans le style de vie**

- Les changements positifs dans le style de vie, comme une meilleure alimentation, faire de l'exercice régulièrement et contrôler l'activité physique, peuvent augmenter la fertilité.

5. **Asesoramiento et apoyo**

- L'infertilité est un fardeau émotionnel. L'assistance et l'association des groupes d'experts ou d'un psychologue peuvent aider les parents face aux aspects émotionnels de l'infertilité.

La connaissance de la fertilité est une partie cruciale de la préparation à la grossesse. Lorsque vous faites l'expérience du cycle menstruel, vous réalisez un suivi de l'ovulation, augmentant la fertilité des deux membres du couple et abordant les problèmes des communes de fertilité, les conjoints peuvent augmenter leurs possibilités de conception et avoir un embarazo saludable. Lorsque des problèmes de fertilité surgissent, l'aide d'un spécialiste en fertilité peut apporter l' apoyo et le traitement nécessaire pour enregistrer le sommeil de la paternité.

Chapitre 4 : Préparer le corps à la grossesse

Le voyage à travers la patrie est une expérience passionnante et transformatrice. Préparer votre corps à l'accouchement est l'une des choses les plus importantes pour garantir un bébé et un bébé en bonne santé. Ce chapitre décrit les aspects clés des aspects essentiels de la préparation corporelle, notamment l'importation d'acide folique et de vitamines prénatales, le maintien d'un poids santé, les examens de santé réguliers, la santé physique et la prévention des infections.

Importance de l'acide folique et des vitamines prénatales

L'acide folique, une vitamine B, est crucial dans la prévention des défauts du tube neural, qui résultent de malformations graves du cerveau et de la colonne vertébrale. Le tube neural se présente sous la forme d'un embarras temporaire, d'un menu avant que la femme ne naisse séparément. En d'autres termes, il est important de recevoir le fólico avant la conception.

Pourquoi l'acide folique ?

Les défauts du tube neural, comme l'épine bifide et l'anencephalie, se produisent très temprano dans l'embarazo, généralement à l'intérieur de l'amorce après la conception. L'acide folique aide à ce que le tube neural se forme correctement et prévienne ces graves enfermedades. Les centres de contrôle et de prévention des fermes (CDC) recommandent que toutes les femmes en âge de procréer consomment 400 microgrammes (mcg) d'acide folique par jour. Cela signifie une combinaison de régime et de suppléments.

Sources d'alimentation en acide folique.

Même si les suppléments d'acide folique sont essentiels, ils incluent également des sources naturelles de folate (la forme naturelle de l'acide folique) dans votre alimentation. Les aliments riches en folates comprenaient :

- Verduras de hojas verdes (espinacas, col rizada, brocoli)
- Frutas cítricas (naranjas, citrons verts, pomelos)
- Frijoles, guisantes et lentejas
- Céréales et granos enrichis
- Nouvelles et semillas

Vitamines prénatales

En plus de l'acide folique, les vitamines prénatales contiennent également les nutriments dont la femme enceinte et le fœtus ont besoin. En général, il contient plus de 1 000 nutriments issus des multivitamines traditionnelles. Les composants les plus importants des vitamines prénatales comprennent :

- **Hierro:** Indispensable pour prévenir l'anémie, qui est liée à l'embarazo Debido al Augmento del Volume Sanguineo.
- **Calcio :** Indispensable pour le desarrollo de maisons et portions pour le bébé et pour la santé de la mère.
- **Vitamine D :** favorise la santé et la fonction immunitaire.
- **Yodo :** Important pour le desarrollo du cerveau.
- **Acides gras oméga-3 :** cruciaux pour la destruction du cerveau et des yeux.

Il lui recommande de recevoir des vitamines prénatales pendant trois mois avant son décès. Il garantit que le corps reçoit un apport suffisant en nutriments importants dès le début de la grossesse.

Le grammage du papier est important dans sa capacité à gêner et la gêne est saluable. Tanto el bajo peso comme le sobrepeso peut riesgos plantaires pour la maman et l'enfant.

L'importance d'un peso saluable

- **Bajo peso :** Les femmes avec un bas peso peuvent avoir des cycles menstruels irréguliers, ce qui peut rendre la conception difficile. De plus, le faible poids peut être utilisé pour réserver des nutriments pendant la grossesse, ce qui affectera la croissance et le désespoir du bébé.

- **Sobrepeso :** les femmes souffrant de sobrepeso et d'obésité risquent de souffrir de diverses complications pendant la grossesse, telles que le diabète gestationnel, l'hypertension artérielle et la pré-éclampsie. L'obésité affecte également la fertilité et provoque un déséquilibre hormonal qui interrompt l'ovulation.

Calculer votre IMC

L'indice de masse corporelle (IMC) est un moyen utile pour déterminer le prix du poids qui se trouve au niveau le plus bas. Vous pouvez calculer votre division IMC de votre peso en kilogrammes par votre altitude en métros au carré.

Un IMC compris entre 18,5 et 24,9 est considéré comme saluable.

Consejos para alcanzar y mantener un peso saluable

1. **Alimentation équilibrée :** concentrée sur une alimentation riche en fruits, légumes verts, céréales intégrales, protéines grasses et graisses saludables. Évitez les processus alimentaires élevés, les boissons sucrées et la consommation excessive de graisses saturées et trans.
2. **Entraînement régulier :** l'objectif est de réaliser au maximum 150 minutes d'entraînement intensif par semaine. Des activités comme caminar, nadar et hacer yoga sont d'excellentes options.
3. **Consultez un nutritionniste :** si vous avez besoin de connaître des régimes spécifiques, un nutritionniste doit être capable d'individualiser le régime pour un certain poids.

Contrôles sanitaires périodiques

Les examens périodiques de santé sont sur la base angulaire de l'attention préalable à la conception. Aidez-nous à identifier et à traiter les problèmes de santé qui pourraient affecter votre embarazo.

Vérifier avant la livraison

Concierte une citation avec votre médecin pour un chèque préalable à l'embarazo. Lors de cette visite, le médecin revient sur le médecin historique, sur l'état de santé actuel et sur le besoin de médicaments qui est toujours là. Les éléments de cette enquête comprennent :

- **Análisis de sangre:** pour comparer l'anémie des foins, le type de sang et les enfermedades infecciosas.
- **Examen de Papanicolaou et examen pelvico :** pour détecter les anomalies cervicales et évaluer la santé de nos organes reproducteurs.
- **Vaccins :** asegúrese de tener las vacunas requeridas, comme le vaccin contre la grippe et le triple virus (sarampión, paperas, rubéola).

Traitement des maladies chroniques.

Si vous traitez des patients chroniques souffrant de diabète, d'hypertension artérielle ou de tension artérielle, il est important de les traiter pendant la grossesse. Des problèmes de santé qui ne peuvent être contrôlés peuvent entraîner des complications tout au long de la grossesse. Travaillez avec votre médecin pour établir un plan de traitement qui garantit que vos enfermedades sont bien contrôlées.

Révision des médicaments

Certains médicaments ne doivent pas être pris pendant l'embarazo. Discutez de tous les médicaments reçus et mis à la disposition du médecin. Il devrait être possible d'ajuster le régime médicamenteux pendant la durée de l'embarazo.

Salut bucal et embarazo.

La santé buccale à menu est étudiée dans l'attention prénatale, mais elle exerce un rôle fondamental dans la santé générale et les résultats de l'embarazo.

Le lien entre la santé et la naissance

Une mauvaise santé buccale peut provoquer des infections qui peuvent affecter l'embarras. Par exemple, la parodontite (enfermedad de las encías) est associée à des nacimientos prematuros et à un faible poids au nacer. De plus, les changements hormonaux au cours de l'embarazo peuvent faire en sorte que les enfants soient plus sensibles à l'inflammation et à l'infection.

Examen dentaire avant la conception.

Consultez un dentiste pour un examen dentaire avant la conception. Cela permet au dentiste de traiter les problèmes dentaires qui existaient avant qu'ils ne soient embarrassés. Les éléments de cette enquête comprennent :

- **Limpieza professionnelle:** Para eliminar placa y sarro.
- **Examen :** Pour détecter les caries, les enfermedades de las encías et autres problèmes dentaires.
- **Radiographie :** s'il est nécessaire, faire une radiographie dentaire avant l'embarazo, mais il faut minimiser l'exposition aux radiations pendant toute la durée de l'embarazo.

Maintenir la santé bucale pendant l'embarazo

- **Cuisson et utilisation du fil dentaire :** Préparez les portions deux fois par jour avec des pâtes dentaires au fluor et utilisez le fil dentaire dans un journal.
- **Régime alimentaire salutaire :** évitez les réfrigérateurs et les boissons azucarados, qui peuvent contribuer à la prévention des caries.
- **Visites régulières chez le dentiste :** continuez à visiter le dentiste pour le contrôle et le nettoyage de la routine pendant l'embarazo.

Éviter les infections et les enfermedades.

La prévention des infections est cruciale pendant une grossesse saine. Les infections à Algunas peuvent entraîner la mort du bébé ou entraîner des complications.

Infections comunes à éviter

- **Rubéola:** Peut provoquer des défauts de naissance graves si elle est infectée pendant l'embarazo. Assurez-vous d'être vide avant l'engagement.
- **Varicela :** D'autres infections peuvent entraîner des complications tout au long de la grossesse. Confirmez votre statut immunitaire avec votre médecin.
- **Toxoplasmose :** causée par un parasite présent dans les excréments des chats et dans la viande poco cocida. Évitez de manipuler l'arène pour les chats et assurez-vous que la viande est bien cuite.
- **Listériose :** Infection bactérienne provoquée par des aliments contaminés. Évitez les produits lactés non pasteurisés, les frites de viande et les mariscos ahumados réfrigérés.

Vaccin contre la grippe

Il est fondamentalement vacunarse contre la gripe antes ou durante l'embarazo. Le reproche peut causer de graves graves et des complications dans l'embarras des femmes.

Le vaccin contre le grognement est assuré pendant tous les trimestres de l'embarras.

Mesures de précaution Covid-19

La pandémie de COVID-19 a permis d'atténuer l'importance de la prévention des infections. Siga las pautas de health publica pour réduire le risque de COVID-19. Veuillez prendre la vaccination auprès de votre médecin pour vous assurer que vous êtes protégé.

Bonnes pratiques en hygiène

- **Laver les mains :** Laver les mains fréquemment avec de l'eau et du coton, spécialement après le bain, manipuler les aliments et les mettre dans des lieux publics.
- **Sécurité alimentaire :** lavez bien les fruits et les légumes, cuisinez les viandes à température sûre et évitez la contamination cruzada dans la cuisine.
- **Éviter les personnes enfermées :** Réduire le contact avec les personnes enfermées, spécialement celles avec les maladies contagieuses.

Traiter les infections existantes

Si vous souffrez d'infections chroniques telles que le VIH ou l'hépatite, vous devez consulter votre médecin pour traiter ces infections avant de devenir enceinte. Le traitement peut réduire le temps nécessaire au transfert du bébé et augmenter le déroulement de la grossesse.

Préparer le corps à l'accouchement est un processus à multiples facettes qui comprend un mode de vie sain, la réalisation des examens médicaux nécessaires et la prise de mesures proactives pour prévenir les infections. Faire votre santé en priorité absolue avant de concevoir, peut augmenter considérablement vos possibilités de rester dans l'embarras et de rendre votre bébé saludable. Ce chapitre contient un guide complet des aspects essentiels de la préparation à la grossesse. Rappelez-vous que le voyage a fait naître la paternité bien avant la conception et les expériences qui ont maintenant commencé le chemin pour un voyage heureux et salutaire.

Chapitre 6 : Planification et préparation financière

La préparation pour garder un bébé implique encore plus une préparation physique et émotionnelle ; Le plan financier est également crucial. Les coûts de crier un enfant peuvent être significatifs et planifiés avec anticipation, ils peuvent aider à alimenter les êtres financiers qui entourent les nouveaux parents. Dans ce chapitre, vous pouvez préparer le plan pour votre bébé, comparer les frais médicaux et la sécurité, envisager la licence parentale et les ajustements de travail, et établir une sécurité domestique et une assurance maladie pour votre enfant.

Plan de présupuestaria pour le bébé.

L'une des premières étapes de la préparation des finances crée le présupposé que vous aurez en compte les nouveaux gastos que surgirán avec le nacimiento de votre bébé. Il comprend les mêmes frais que les invités continus. Comme l'employeur :

1. **Énumération des invités uniques** :
   - **Mobiliario infantil** : cuna, colchón, cambiador, cómoda, mecedora et decoration.
   - **Équipement pour bébés** : silla de paseo, silla de coche, portabés, trona et parque infantil.

- **Ropa et initiales suministros** : mamelucos, ropa de dormir, pañales, toallitas, biberones et formula si desea utilizarlos.

- **Articles de sécurité et de santé** : vigilabébes, botiquín de primeros auxilios et barreras de seguridad.

- **Suministros para el embarazo y la lactancia** : ropa de maternidad, sujetadores de lactancia y leche extractors.

2. **Calculez les coûts continus** :

- **Pañales y toallitas** : Calcula cuántos necesitas al mes y cuánto cuestan.

- **Formule infantile et papilles** : Si ce n'est pas amamantando, considérez le coût de la formule infantile y, postérieurement, la papille.

- **Cuidado de niños** : Frais d'une guardería, niñera ou niñera si ambos padres trabajan.

- **Atención sanitaria** : Visites périodiques en pédiatrie, vaccins et médicaments urgents possibles.

- **Vêtements et accessoires** : Les bébés grandissent rapidement, tout comme le nouveau vêtement et accessoires planifique pour ceux qui en ont besoin.

- **Varios** : jouets, livres et autres matériels pédagogiques.

3. **Créez un plan d' horreur** :

- **Fond d'urgence** : Assurez-vous d'avoir un fond d'émergence adéquat pour couvrir les gastos inespérés.

- **Ahorros a largo plazo** : Comience a horrar para necesidades futures, como educación y gastos médicos importants.

- **Dépôts réguliers** : configurez les transferts automatiques de votre compte d'heures pour garantir les dépôts réguliers.

4. **Réalisez la suite de vos invités** :

- **Révision mensuelle** : révisez périodiquement le présupposé pour vous assurer que vous allez bien et réaliser les ajustements nécessaires.

- **Outils utiles à l'élaboration des préparations** : les applications et les méthodes de calcul peuvent être gérées et contrôlées par les invités.

Seguros et frais médicaux.

Il est important que vous preniez soin de la sécurité et des éventuels frais d'associations médicales avec l'embarazo et la part. Ce sont les points qui sont à considérer :

1. **Sécurité de santé** :

- **Consultez la police** : renseignez-vous sur ce que recherche le médecin, y compris les soins prénatals, la partie et les soins postnatals.
- **Frais déductibles** : Déterminez les montos de sus déductibles, copagos y máximos.
- **Agrégez votre bébé à votre police** : planifiez d'agréer votre bébé à votre police de sécurité médicale immédiatement après la naissance.

2. **Gastos de embarazó y parto** :

- **Attention prénatale** : Chèques de routine, écographies et vitamines prénatales.
- **Trabajo de parto y parto** : Estancia hospitalaria, honorarios médicos, anesthésie et complications possibles.
- **Cuidados posteriores** : visites de suivi, conseils sur la lactancia materna et tout problème de santé postparto.

3. **Cuidado de niños** :

- **Examens de récitals pour enfants** : examens auditifs, examens métaboliques et vaccins.
- **Vérifie périodiquement** : suivi du crécimiento, évaluations du desarrollo et des vaccins de rutina.

4. **Sécurité supplémentaire** :
   - **Sécurité d'invalidité** : Considérez une sécurité d'invalidité à court terme pour couvrir la perte d'entrées pendant la licence de maternité.
   - **Assurance de vie** : assurez-vous que les parents ont une sécurité de vie adéquate pour couvrir l'enfant en cas de mort prématurée.

5. **Comptes de gastos flexibles (FSA) et comptes d'horreur pour la santé (HSA) :**
   - **FSA** : La licence réserve de l'argent avant que les impuests pour les invités médicaux ne soient pas cubiertos por el seguro.
   - **HSA** : Disponible est un plan de santé avec un niveau réduit, ofrece beneficios fiscales para guestos médicos.

Considérations à la fois permiso parental et le travail

Équilibrer le travail et les nouvelles responsabilités parentales est un aspect important à l'heure de planifier un bébé. Voici les principales considérations suivantes :

1. **Comprendre la politique de la licence parentale** :
   - **Politiques de l'employeur** : consultez les politiques de votre employeur concernant les

licences de maternité et de paternité, y compris la durée et si ses rémunérations ou le numéro.

- **Leyes estatales** : certains états ont des lois spécifiques qui confèrent des droits de licence supplémentaires qui correspondent le plus aux exigences fédérales.

2. **Ley de licence médicale et familiale (FMLA)** :

- **Éligibilité** : FMLA offre aux employés éligibles jusqu'à 12 semaines de licence sans rémunération et avec protection du travail.

- **Cobertura** : assurez-vous de répondre aux exigences d'éligibilité et comprenez comment appliquer la FMLA à votre situation.

3. **Planification des vacances** :

- **Timing** : Décidez que vous souhaitez revenir en vacances et sécurisez vos vacances et votre état de santé.

- **Communication** : Informez votre employeur des plans de vacances avec suffisamment d'informations pour permettre les ajustements nécessaires.

- **Plan de transition** : préparez un plan de transition pour vos tâches de travail afin de garantir un transport sans problème.

4. **Arreglos de travail flexibles** :

- **Contrôle à distance** : explorez les options de contrôle à distance et les horaires flexibles pour équilibrer les compromis de paternité et de travail.

- **Travail à temps partiel** : pensez à réduire temporellement votre journée de travail si votre travail et votre situation financière le permettent.

- **Travail partagé** : certains employeurs offrent des faits de travail partagés avec ceux que les employés partagent les responsabilités d'un lieu de travail complet.

5. **Plan de garde d'enfants** :

- **Gardes** : enquêtez sur les gardes de votre zone et visitez-les pour trouver celui qui ajuste vos nécessités et présupposés.

- **Attention à la maison** : envisagez de contracter une enfant ou une fille pour une attention plus personnalisée.

- **Apoyo familier** : quand esté disponible, les membres de la famille peuvent apporter un soutien infantile confiable et équitable.

Créer un endroit sûr et confortable

Il est important de créer une atmosphère sûre et confortable pour votre bébé. Cela comprend la préparation de l'habitation de l'enfant, afin que la maison de la mer soit un test pour les enfants et garantisse que tous les éléments essentiels sont là.

1. **Préparer l'espace de vie pour les enfants** :
   - **Emplacement** : Elija une chambre tranquille à proximité de votre dortoir.
   - **Mobilier** : Invierta dans una cuna résistant, un cambiador, una cómoda et una silla cómoda para alimentarlo y mecerlo.
   - **Décoration** : Mantenlo simple et décontractée. Elijah colore suave et évite le désorden.
2. **Ici vous pouvez tester les enfants** :
   - **Barrières de sécurité** : Installez des barrières de sécurité sur les parties supérieure et inférieure des escaliers mécaniques.
   - **Tomas de corriente** : Cubra todas las Tomas de corriente avec enchufes de seguridad.
   - **Anclajes para muebles** : Asegure los muebles pesados a la pared para eviter que se vuelquen.
   - **Sustancias peligrosas** : Mantenga los produtos de limpieza, medicamentos y other materialses peligrosos for alcance.

3. **Articles importants pour les bébés** :

- **Ropa** : Abastecerse de peleles, ropa de dormir, calcetines y gorros. Elijah tejidos suaves et transpirables.

- **Changement de pañales** : Tenga a mano manyos pañales, toallitas humedas, crema para pañales and un cambiador.

- **Nourriture** : La mer est faite de nourriture et de boisson avec des biberones, dont quelques biberones, du fromage, une extracteuse de leche et un stérilisateur.

- **Bañarse** : Consiga una bañera para bebés, jabón suave para bebés, champú y toallas suaves.

- **Dormir** : Assurez-vous que le colchón de la cuna sea soit ferme et soit bien ajusté. Évitez les almohadas, les mantas et les peluches dans le cuna.

4. **Articles de santé et sécurité** :

- **Trousse de premiers secours** : Contiene des articles spécifiques pour les bébés, comme un thermomètre numérique, un analgésique pour nourrissons et un aspirateur nasal.

- **Vigilabés** : Elijah est un vigilabés fiable pour surveiller votre bébé quand il est à l'avant de la maison.

- **Asie pour l'automobile** : assurez-vous de tenir et d'asseoir l'automobile qui est conforme aux normes de sécurité et est installée correctement.

5. **Commodité et commodité** :

   - **Solutions Almacenamiento** : vêtements, jouets et articles biologiques pour bébés dans des boîtes, cestas et tables.

   - **Estación de alimentación** : établit une zone conçue pour l'alimentation avec une silla cómoda, une mesa auxiliaire pour les suministros et un bon éclairage.

   - **Station de changement** : gardez les suministros de change organisés et l'opportunité de la main.

Cela signifie que vous pouvez garantir que vous disposez de cette liste pour recevoir votre nouveau bébé dans un environnement sûr et confortable. La planification et la préparation de l'ayudaran se concentrent sur la répartition de moments privilégiés avec l'arrivée de l'enfant en même temps.

Le plan financier et logistique d'un nouveau bébé peut être utilisé ensemble, mais il peut être divisé et géré pour faciliter le processus. Lorsqu'il assume les coûts du bébé, il est conscient des coûts médicaux et de sécurité, planifie la licence parentale et les ajustements de travail, et établit la sécurité et le confort de la maison, il peut créer un environnement stable et s'engager pour sa famille en croissance. Ce n'est pas une préparation en solo pour apporter de la tranquillité, mais cela permet aussi de se concentrer sur l'alegría et l'émotion de mon chéri la bienvenida al mundo a su nouveau bébé.

Chapitre 7 : Préparation mentale et émotionnelle

Abordar miedos y expectativas.

Le voyage à la paternité est une opportunité de vie significative qui comprend un mélange d'enthousiasme, d'anticipation et un menu, une bonne quantité d'amour et de préoccupation. Il est tout à fait normal d'avoir des inquiétudes et des attentes pendant la préparation de votre bébé. À l'intérieur de ces émotions temprano, vous pouvez vous sentir plus en contrôle et préparé pour les changements qui se produisent.

Aux jours de notre vie, il y a une ombre incertaine sur l'embarazo en si. Une grande partie des futurs pères sont préoccupés par la santé de leur bébé, les complications possibles et leur capacité à faire face aux aspects physiques et émotionnels de la grossesse. Il est important de reconnaitre ces choses dans la zone sans réprimande. Hablar avec votre médecin peut vous apporter tranquillité et conseils pratiques. Sachez que le soutien prénatal régulier et le suivi des instructions médicales réduisent considérablement les risques associés à l'embarras.

L'autre préoccupation commune est le mido al parto. L'idée de la pièce de travail et de l'aluminium a donné naissance à desalentadora, surtout au cours de la première année de sa mère. Informez-nous du processus, comparez les options pour gérer la douleur et préparez un plan pour la pièce qui vous sera livrée de la meilleure façon possible. Considérez les cours de préparation à la pièce qui fournissent des informations détaillées sur le travail de la pièce, l'aluminium et l'attention postnatale. Ces cours sont également disponibles dans une plateforme pour preguntas et exprimer vos inquiétudes.

Établir des attentes réalistes est crucial pour votre bien-être mental et émotionnel. L'embarras et la paternité à menudo vienen accompagnés d'images idéalisées et de pressions sociales qui peuvent créer des attentes peu réalistes. Il est important de noter qu'il est possible de le rassembler et de le comparer avec d'autres personnes qui l'ont déjà provoqué.

Les attentes de changements physiques au cours de l'embarazo peuvent également être un défi. Votre corps est pasará por changements importants et il est normal de se sentir cohibido en occasions. Acceptez ces changements dans le cadre du maravilloso viaje de traer nueva vida al mundo. Rodéate de personas te apoyen y que célébren ces changements contigo.

Pratiquer des techniques d'attention complète et de relaxation peut être très efficace pour gérer la santé et le corps. Des techniques telles que la respiration profonde, la méditation et le yoga prénatal aident à calmer l'esprit et le corps. Ces exercices réduisent non seulement la force, mais aussi la préparation pour la partie la plus importante de celle-ci, la capacité de se concentrer et de rester calme.

Il s'agit d'un journal dans d'autres formats qui sont efficaces pour aborder à la fois les enfants et leurs attentes. Notez vos pensées et vos sentiments pour aider à clarifier et à créer un sentiment de vie. Cela vous permet de traiter vos émotions et de suivre votre chemin, ce qui facilite la reconnaissance de votre croissance et de votre résilience pendant toute la durée du temps.

Si vos amis et vos préoccupations sont des abrumadores, aucun mec ne cherche à aider un professionnel. Avoir une thérapie particulièrement spéciale dans l'attention prénatale et postnatale peut être incroyablement utile. La thérapie brinda est un espace sûr pour discuter de questions, apprendre des stratégies de frontamiento et recevoir un apoyo émotionnel.

Construire un rouge d'Apoyo

Un visage rouge uni est vital pour votre vie mentale et émotionnelle tout au long de la grossesse. Des personnes qui peuvent vous aider à marquer une différence significative en ce qui concerne ce moment transformateur.

L'apoyo rouge doit être formé par différentes personnes, notamment le couple, la famille, les amis et des soins médicaux avérés. Il est important que l'épée puisse être confiée aux différents types d'apoyo. Dans ce cas, vous pouvez également bénéficier d'une approche émotionnelle et pratique qui vous aidera à prouver votre attention médicale sur les aspects médicaux et extraterrestres.

Les familiers, en particulier ceux qui ont expérimenté un travail compliqué, peuvent être une grande source de sécurité et de consultation. Les amis qui sont nos pères peuvent partager leurs expériences et obtenir des conseils pratiques. C'est un ensemble de personnes qui peuvent vous apporter beaucoup d'informations émotionnelles, informatives et concrètes.

La communication est efficace et est conçue pour être construite et fabriquée sous une forme solide rouge. Pas de mec pour exprimer ses nécessités et pour aider quand c'est nécessaire. Ya mer apoyo emocional, ayuda con las tareas del hogar ou simplement quelqu'un qui l'escuche, dejar que su red de apoyo sepa lo que necesita puede ayudarlo a sentirse más apoyado y menos aislado.

Il est également important d'établir des limites et de communiquer avec nos personnes préférées. Je peux avoir beaucoup de conseils non sollicités pendant l'embarazo. Communiquer de manière claire mais ferme quel type d'apoyo et d'informations está buscando peut aider à maintenir votre équilibre émotionnel.

Unir un groupe d'apoyo peut vous fournir un apoyo et une communauté supplémentaire. Les groupes d'amis pour les futurs pères offrent la possibilité de partager des expériences, d'avoir des préoccupations et de recevoir des étrangers d'autres personnages qui se trouvent dans le voyage mismo. Ces groupes peuvent être trouvés dans les hôpitaux locaux, les centres communautaires et les plateformes en ligne.

Les forums en ligne et les groupes de réseaux sociaux dédiés à l'embarras et la tête des enfants peuvent également être des ressources précieuses. Ces communautés ont droit à une grande quantité d'informations et à un sentiment de camaraderie. Cependant, il est important de consulter attentivement les informations en ligne et de consulter toujours votre médecin.

Vos fournisseurs d'attention médicale auront un rôle crucial dans votre rouge d'apoyo. Les chèques réguliers et la communication ouverte avec votre médecin ou votre partenaire peuvent apporter de la tranquillité et aborder toute inquiétude qui vous attend. Aucun mec n'a de préoccupations et ne discute de ses moyens et de ses attentes avec les autres. Vous pouvez apporter des informations sur la base des preuves et vous guider dans chaque étape de votre engagement.

La partie de construction d'un rouge d'apoyo est préparée à cet effet. Le cuidado personal no se trata sólo de mimarse a uno mismo ; se trata de satisfaire vos besoins physiques, émotionnels et spirituels. Donnez la priorité aux activités qui vous apportent joie et détente, si vous videz un livre, salir a caminar ou passer le temps avec vos seres queridos. Rappelez-vous que l'autocuidado est fondamental pour cuisiner un su bébé.

Communication avec votre couple

Une relation solide et un point de rencontre font partie des activités les plus importantes pendant la grossesse. La communication est ouverte et honnête avec le couple, vous pouvez renforcer votre relation et vous aider à faire face aux changements et aux défis de l'engagement.

Il est important que nous partagions nos cœurs et nos attentes les uns avec les autres. Un dialogue qui s'instaure entre nos expériences respectueuses favorisera la compréhension et l'apoyo mutuel. Animez votre partenaire pour échanger vos pensées et vos sentiments également. Rappelez-vous que votre conjoint peut également avoir ses propres relations et attentes concernant l'engagement et la paternité.

Planifiez l'avenir de votre bébé pour qu'il vive une expérience syndicale. Discutez et prenez des décisions sur des sujets importants tels que les plans de départ, les styles de crianza et la répartition des responsabilités. Travailler ensemble dans ces avions peut vous aider à vous sentir mieux préparé et connecté.

L'embarazo passe par des voyages physiques et émotionnels qui affectent l'intimité. Il est important de maintenir la certification physique et émotionnelle tout au long de cette période. Je suis ouvert à toutes mes nécessités et à tout ce qui doit être expérimenté. Trouver de nouvelles formes de connexion et vous aider mutuellement à maintenir l'intimité et à renforcer votre relation.

Apóyense mutuellement siendo patients et comprensivos. L'embarazo se déroule dans une montagne russe avec des moments d'émotion et d'émotion dans lesquels les ambos doivent être une aide particulière. Les petits gestes de liaison et d'appréciation peuvent être une grande aide pour démontrer à vos proches vos préoccupations et qui sont là pour vous aider.

Il est possible de participer aux examens préventifs. Il ne s'agit pas d'une seule Brinda apportant une émotion, elle aide donc également à maintenir son information et son implication dans l'embarras. C'est une opportunité pour les ambos hagan preguntas y busquen consejo de su medico.

Il est important d'analyser comment diviser les réponses crianza. Je peux faire comment gérer la subsistance nocturne, les changements de pyjamas et autres journaux quotidiens. Ces conversations auront lieu en temps opportun avec une attente stable, réaliste et réaliste.

Si vous découvrez que l'embarazo est sur le point de mettre à mal votre relation, vous devriez envisager la possibilité de suivre un traitement pour votre partenaire. Un traitement thérapeutique devrait aider à faire face aux changements et aux défis, à améliorer la communication et à renforcer votre vínculo.

Préparation aux changements de style de vie

L'embarazo et la paternité ont des aspects importants dans le style de vie. Préparez-vous à ces changements pour faciliter l'adaptation et la réduction du stress.

Votre routine quotidienne changera vos préparations pour l'expédition de votre bébé. Réfléchissez à la manière dont vous pouvez modifier l'heure pour vous adapter aux commandes, au déroulement et, en dernière instance, aux besoins du bébé. Planifier avec anticipation peut vous aider à utiliser votre temps de la manière la plus efficace.

Pour préparer votre maison à accueillir votre bébé, il vous suffit d'installer une barrière. Pensez aux mesures de sécurité pour vos enfants, installez des assistants pour enfants et garantissez un environnement propre et confortable. Si vous êtes déjà préparé, vous recevrez plus de préparation et moins de préparation.

L'embarazo et la crianza de los hijos concernent les considérations financières. Révisez vos précautions et prenez soin de vos invités en tant que médecins, infirmières et enfants. Le plan financier vise à apporter la tranquillité et un sentiment de sécurité préparé pour la paternité.

Équilibrer la vie professionnelle et familiale est un autre aspect important à l'heure de l'analyse pour les changements de style de vie. Pensez à discuter des conditions de travail flexibles avec votre employeur, par exemple B. ajuster votre travail ou votre temps de travail à domicile. Cela devrait être géré par un meilleur manager et réduire le stress.

La santé physique et mentale de l'abeille est étroitement liée et il est important de maintenir un mode de vie sain tout au long de la grossesse. Continuez à faire de l'exercice avec régularité, obtenez un régime équilibré et réduisez-le en quantité suffisante. Ces habitudes sont non seulement bonnes pour votre santé physique, mais vous encouragent également à avoir une merveilleuse vie mentale et émotionnelle.

L'apoyo social est une partie essentielle de la préparation aux cambios de style de vida. Confiez-vous à votre rouge d'apoyo pour obtenir une aide pratique et une apoyo émotionnelle. Pas de mecs en pedir ayuda avec des tareas como las tareas del hogar, hacer recados ou cuidar niños. Partager les responsabilités peut faire en sorte que la transition vers la paternité soit plus sencilla et moins stressante.

La préparation émotionnelle est aussi importante que la préparation pratique. Prenez le temps de penser aux prochains changements et à vos sentiments à l'égard. Il est normal de ressentir des émotions rencontrées, notamment l'excitation, l'anxiété et le miedo. Reconnaître et aborder ces sentiments peut être vu dans un sens plus fondamental et préparé.

L'autocuidado dure fondamentalement cette fois-ci. Assurez-vous d'occuper vos propres besoins, vous pourrez ainsi vous détendre, passer le temps ou passer du temps avec vos amis. Rappelez-vous que votre personne n'est pas égoïste ; C'est nécessaire pour votre étoile abeille et votre capacité à prendre soin de votre bébé.

Informez-vous sur les changements et les défauts de paternité. Lisez des livres, assistez aux cours pour les pères et travaillez avec le conseil des pères expérimentés. Cuanto más informado estés, más confianza vous sentirás dans cette nouvelle phase de la vie.

Et pour la dernière fois, ten paciencia contigo mismo y con tu pareja. Adaptez-vous aux styles de votre vie de différentes manières et il est important de composer et de composer avec d'autres personnes. Rappelez-vous que vous êtes bien en train de vous aider et de faire ces choses pas à pas.

À l'approche des amis et des attentes, créer un rouge à lèvres, communiquer avec votre partenaire et préparer les changements de style de vie, vous pouvez envoyer une base solide pour les changements de style de vie, ce qui permettra un embarras salutaire et sûr. Il prépare l'ayudara à enregistrer le chemin que l'on espère avec résilience et grâce, garantissant une expérience positive pour nous et votre bébé.

Chapitre 8 : Examens de santé avant la grossesse

Pour préparer l'accouchement, vous disposerez d'une variété de dispositifs médicaux importants pour garantir que vous êtes enceinte et que votre futur bébé est en sécurité. L'une des étapes les plus importantes de ce processus est la réalisation d'examens de santé exhaustifs avant l'embarazo. Ces examens peuvent vous aider à identifier et à traiter d'éventuels problèmes de santé avant de vous rencontrer en problèmes pendant l'engagement. Dans ce chapitre, nous analysons les différentes composantes des examens avant la naissance, y compris les examens et examens physiques, les analyses et examens de médecine, les examens pelvicos et les examens de Papanicolaou, et les révisions de médicaments et de suppléments.

Examens et examens physiques.

Un examen physique complet constitue une partie importante de l'examen de santé avant la naissance. Ce test permet au médecin d'évaluer l'état de santé général et d'identifier d'éventuels problèmes pouvant affecter le bébé. Lors d'un examen physique, ou médical :

- **Évaluez votre santé générale** : votre médecin révisera votre médecin historique, y compris les affections médicales chroniques, les soins médicaux préalables et les problèmes antérieurs. Vous serez également préoccupé par votre style de vie, votre régime alimentaire, vos habitudes sportives et votre consommation de tabac, d'alcool ou de drogues récréatives.

- **Les signes vitaux** sont : il existe des signes vitaux comme la pression artérielle, la fréquence cardiaque, la fréquence respiratoire et la température. Pour cette raison, la pression artérielle au plus haut niveau est extrêmement longue pendant la gêne, il est donc important de commencer l'opération.

- **Réaliser un examen physique** : il comprend un examen du cœur et des poumons, un examen de l'abdomen et la réalisation d'un examen du sénos. Ces examens peuvent être utilisés pour identifier les conditions médicales supprimées avant la naissance.

- **Déterminer l'indice de masse corporelle (IMC)** : le poids et le poids sont calculés selon le calcul de l'IMC. Un peso saluable est crucial pour la fertilité et une grossesse saluable. Si cela est nécessaire, le médecin doit consulter le lograr et l'IMC, une alimentation médiane saine et de l'exercice.

- **Vérifiez l'état de vaccination** : Il est important que les vaccins soient pris au jour le jour car certains vaccins ne peuvent pas être administrateurs pendant l'engagement. Les vaccins contre la rubéole (sarampión alemán) et la varicela (varicela) sont particulièrement importants par opposition à ces enfermedades qui durent l'embarras qui peuvent provoquer des complications graves.

- **Analysez votre style de vie et vos habitudes de vie** : votre médecin a pour habitude de connaître votre style de vie et vos habitudes de vie. Elle ou elle peut recommander des changements pour garantir que vous avez une bonne santé possible avant l'embarras.

- **Réaliser plus d'essais si nécessaire** : En fonction de votre médecin historique et de votre état de santé actuel, le médecin peut recommander plus d'essais, comme : B. un ECG (électrocardiogramme) pour comparer la fonction cardiaque ou un test de la fonction tyroïde.

Analyse du chant et détection.

L'analyse du sang est une partie importante des contrôles antérieurs à l'embarazo car elle apporte une grande quantité d'informations sur la santé générale et peut détecter d'éventuels problèmes qui pourraient affecter l'embarazo. L'analyse du chant et les examens de détection comprennent des éléments plus importants :

- **Conteo sanguíneo completeto (CBC)** : il vérifie les différents composants du sang, dont les globules rouges et blancs, l'hémoglobine et les plaques. Il est possible de détecter des symptômes tels que l'anémie, qui surviennent pendant la grossesse, afin de prévenir les complications.

- **Type de sang et facteur Rhésus** : il est important de connaître votre type de sang et facteur Rhésus. Si le couple Rh négatif et Rh positif sont présents, le résultat est un Rh incompatible, ce qui causera de graves problèmes dans les futurs embarazos. Votre médecin peut recommander des immunoglobulines Rhésus pour prévenir ces problèmes.

- **Immunité à la rubéole** : ce test est effectué si vous l'avez utilisé immunisé à la rubéole. Si vous n'êtes pas immunisé, vous devez être vacciné contre la rubéole avant l'embarras dû à l'infection par la rubéole durant l'embarazo puede causar defectos de nacimiento graves.

- **Détection de l'hépatite B et C** : La détection de l'hépatite B et C est importante car ces infections peuvent être transmises au bébé tout au long de la grossesse ou d'une partie. Si vous souffrez d'hépatite, votre médecin en discutera avec vous afin de la traiter pendant la durée de l'embarazo.

- **Infections à transmission sexuelle (ITS)** : les tests d'ITS comme le VIH, la sífilis, la clamidia et la gonorrea sont essentiels car les infections non traitées pendant l'embarazo peuvent causer des complications et affecter la santé du bébé. La détection et le traitement chez Tempranos peuvent prévenir ces problèmes.

- **Pruebas de función tiroidea** : les problèmes de tiroides peuvent affecter la fertilité et la grossesse. Des tests comme la TSH (hormone stimulante des tiroïdes) et la T4 (tiroxine) peuvent détecter une hyperactivité ou une hyperactivité des thyroïdes et permettre un traitement adéquat avant l'embarazo.

- **Détection du diabète** : si vous avez des facteurs de risque de diabète, comme : Par exemple, si vous avez des antécédents familiers de diabète ou si vous avez sobrepeso, votre médecin peut recommander un test d'essence et de sang dans l'eau ou un test d'HbA1c pour détecter le diabète ou le prédiabète. Contrôler la tension artérielle pendant la grossesse est crucial pour prévenir les complications.

- **Détection des porteurs génétiques** : selon vos antécédents familiaux et votre origine ethnique, votre médecin peut recommander des tests génétiques pour des maladies comme la fibrose chimique, l'anémie à cellules falciformes ou l'infection de Tay-Sachs. L'identification d'une génétique géante permet la prise de décision et l'information de planification.

Les examens médicaux et les résultats des tests de Papanicolaou sont des éléments importants des examens de santé avant la grossesse. Ces tests garantissent la sécurité des organes reproducteurs et identifient le problème évoqué avant la conception.

- **Examen pelvico** : durée d'un examen pelvico, l'examen médical des organes sexuels externes et internes, incluant la vulve, le vagin, la cavité utérine, l'utérus et les ovaires. Cet examen peut également être utilisé pour détecter des infections telles que les fibromes, qui peuvent entraîner des infections ovariennes ou des infections pouvant affecter la capacité de la patiente lors de la gêne ou pour entretenir une gêne saludable.

- **Prueba de Papanicolaou** : a prueba de Papanicolaou (ou prueba de Papanicolaou) implique de recueillir les cellules du corps utérin, la partie inférieure de l'utérus qui s'ouvre vers le vagin. Les cellules sont examinées à l'aide d'un microscope et une recherche d'anomalies indiquant un cancer de la cavité utérine ou des changements précancéreux. Il est important d'enquêter sur le résultat d'un accouchement anormal pendant la grossesse qui a duré jusqu'à ce que l'accouchement soit plus compliqué.

- **Dépistage du virus du papillome humain (VPH)** : un menu réalisé en conjonction avec un test de Papanicolaou, ce test vérifie la présence du VPH, un virus qui peut provoquer le cancer de l'artère utérine. Si vous détectez le VPH, le médecin recommande des tests et des mesures de contrôle.

- **Détection des infections** : le médecin peut effectuer des tests pour détecter les infections pouvant affecter la santé du système reproducteur, telles que la vaginose bactérienne, la candidose ou les infections à transmission sexuelle (ITS). Le traitement de ces infections avant la naissance réduit le nombre de complications.

- **Examen de l'utérus et des ovaires** : lors de l'examen pelvico, votre médecin recherchera des anomalies dans la taille ou dans la forme de votre utérus et de vos ovaires. Des affections telles que les fibromes utérins et les affections ovariennes peuvent affecter la fertilité et la grossesse. S'il y a des anomalies, le médecin doit recommander des tests ou un traitement.

La révision de vos médicaments et suppléments actuels est une étape importante dans la planification préalable de l'engagement. Ces médicaments et suppléments peuvent affecter la fertilité ou entraîner une grossesse à long terme. Par conséquent, il est important de s'assurer de tout ce que je dois faire en toute sécurité.

- **Médicaments reçus** : informez votre médecin sur tous les médicaments reçus que vous devez actuellement prendre. Il est possible que vous ayez besoin d'ajuster ou de suspendre certains médicaments avant l'embarazo, alors que d'autres sont complètement sécurisés. Pour cette raison, il existe des médicaments contre la tension artérielle, des traitements contre l'acné et des médicaments antiépileptiques qui peuvent être utilisés pendant une période plus longue que la gêne et il est possible que la mer doive être réutilisée avec des mesures alternatives.

- **Médicaments en vente libre** : vous devez également réviser les médicaments en vente libre, y compris les analgésiques, les médicaments pour le refroidissement et les médicaments pour les allergies. Il est possible que toutes les armes ne soient pas sean seguros pendant l'embarazo ou qu'elles soient deban tomarse en dosis más bajas. Le médecin doit recommander des mesures de sécurité alternatives si nécessaire.

- **Suppléments et produits à base de hierbas** : De nombreuses personnes peuvent ajouter des suppléments et des produits à base de hierbas pour divers bienfaits pour la santé. Sans embargo, aucun supplément diététique n'est assuré pendant l'embargo. Pour cette raison, le dosage des vitamines A peut être donné et certains produits à base d'eau peuvent affecter les niveaux hormonaux ou diminuer les contractions utérines. Il est important d'avoir le soutien nécessaire auprès du médecin pour garantir le maintien de la sécurité en mer.

- **Vitamines prénatales** : nous vous recommandons de commencer à prendre des vitamines prénatales avant la conception pour vous assurer d'obtenir les nutriments importants pour un embarazo saludable. Les vitamines prénatales contiennent de l'acide folique, des minéraux, du calcium et d'autres nutriments importants. L'acide folique est particulièrement important car il prévient les anomalies du tube neural chez le bébé en cours de développement.

- **Médicaments pour les enfermedades chroniques** : s'il s'agit d'une enfermedades chroniques comme le diabète, l'épilepsie ou l'hypertension artérielle, il est important de traiter ces enfermedades avant l'embarazo. Le médecin est utilisé pour ajuster les médicaments et préparer un plan de traitement pour assurer la santé et celle du bébé tout au long de la grossesse.

- **Vaccins** : commentez votre état de vaccination avec votre médecin. Les vaccins comme le vaccin contre la grippe et le Tdap (tétanos, difteria et tos ferina) sont sûrs et recommandés pendant l'embarazo. Sans embargo, certaines personnes vaccinées, comme la rubéole et la varicelle, doivent être administrées avant la conception.

Pour préparer la grossesse, vous devez prendre des mesures proactives pour assurer la meilleure santé possible avant la conception. Les examens de santé avant la naissance ont un rôle important dans cette préparation, qui permet d'identifier et de traiter d'éventuels problèmes de santé qui pourraient affecter le bébé. Une étude d'examens et tests physiques, analyses et examens de médecine, examens de pélvicos et tests de Papanicolaou, et la révision de médicaments et suppléments, peuvent être considérées comme une base saludable lors d'une sortie de secours. Trabajar estrechamente avec votre médecin et réaliser les changements nécessaires dans votre style de vie peut vous aider à aborder votre embarazo avec confiance et tranquillité.

Chapitre 9 : Ajuster son style de vie pour une grossesse en santé

Dejar de fumar, alcool et drogues.

Fumar

Fumer pendant l'embarazo est extrêmement préjudiciable à la santé de la mère et du fœtus. Le bourdonnement du tabac contient des kilomètres de substances chimiques, entre la nicotine, le monoxyde de carbone et l'alcool, les substances pouvant traverser le placenta et affecter le bébé au développement. La fumée augmente le risque d'avortement spontané, de part prématurée, de faible poids à la naissance, de mort fœtale et du syndrome de mort sous-allaitement (SMSL). De plus, le fumier peut provoquer des complications comme la perte du placenta, lorsque le placenta se sépare prématurément de la paroi utérine et provoque un sang intense.

Dejar de fumar est un défi, mais c'est l'une des étapes les plus importantes qui peuvent faire en sorte qu'une femme soit embarazada pour sa santé et celle de son bébé. Voici quelques stratégies pour vous aider à arrêter les fumées :

1. **Busque ayuda professionnel** : consulter un médecin peut vous aider à accéder aux ressources comme

l'assistance, les groupes d'apoyo et les médicaments qui peuvent vous aider à arrêter de fumer.

2. **Thérapie conductuelle** : La thérapie cognitivo-conductrice (TCC) traite les aspects psychologiques de la drogue et de la nicotine en changeant les patrons de pensée et les comportements liés au tabaquismo.

3. **Thérapie de remplacement de la nicotine (NRT)** : si les femmes sont exposées à la nicotine, la fumée entraînera des résultats particulièrement difficiles, elles devraient donc envisager la TRN. Il est important que la TRN soit utilisée sous surveillance médicale.

4. **Systèmes d'apoyo** : impliquant une famille, des amis et des groupes d'apoyo peuvent apporter un sentiment d'appartenance à l'étranger et à un sentiment de responsabilité.

5. **Evite los desencadenantes** : peut avoir pour résultat de reconnaître et d'éviter les situations qui desencadenan los antojos de fumar, comme par exemple : B. réunions sociales avec des fumeurs ou des situations estresantes.

alcool

L'alcool beber dure l'embarazo peut provoquer de graves problèmes de développement du travail. Le diagnostic est plus grave en ce qui concerne le syndrome d'alcoolisme fœtal (ETCAF), qui comprend des incapacités physiques, comportementales et d'apprentissage. L'alcool peut affecter le désespoir du cerveau et d'autres organes importants du bébé, provoquant des problèmes dans la vie.

Pour garantir un accouchement sain, vous recevrez entièrement de l'alcool. La suite vous propose quelques conseils pour arrêter l'alcool :

1. **Comprendre les risques** : informer sur les effets de l'alcool sur le développement fœtal peut vous aider à comprendre l'importance de l'abstinence.
2. **Busque apoyo** : unir un groupe d'apoyo como Alcohólicos Anónimos (AA) ou buscar asesoramiento puede brindarle el apoyo qui necesita para dejar de beber.
3. **Remplacer par des alternatives saludables** : Remplacez les boissons alcoolisées par des options sans alcool comme de l'eau avec du gaz, des infusions ou des boissons sans alcool.
4. **Eviter les situations tentatrices** : éviter les ambiances où il y a de l'alcool présent peut aider à réduire la tentation.
5. **Ayuda professionnelle** : si vous avez des difficultés à boire de l'alcool, le médecin vous demandera de vous indiquer les ressources et le traitement dont vous avez besoin.

Médicaments récréatifs

La consommation de drogues récréatives dure longtemps et est très importante pour la mère et l'enfant. Des drogues comme la marijuana, la cocaïne, l'héroïne et la métamine peuvent provoquer une série de complications, comme le parto prematuro, le bas poids au nacer, les retours au désir et les symptômes d'abstinence lors des réceptions nacidos.

Pour garantir un embarazo libre de drogues, considérez les étapes suivantes :

1. **Busque consejo médico** : Póngase en contacto with a médico para obtener asesoramiento y apoyo para dejar de consommer des médicaments. Vous pouvez dériver des programmes et des ressources de traitement adéquats.
2. **Thérapie et assistance** : Les thérapies et l'assistance conduites peuvent aider à traiter les problèmes sous-jacents qui contribuent à la consommation de médicaments et à proposer des stratégies pour arrêter de fumer.
3. **Groupes d'apoyo** : unir des groupes d'apoyo pour les personnes qui luttent contre l'abus de nourriture peuvent créer une sensation de communauté et d'étranger.

4. **Programmes de réhabilitation** : dans les cas graves, la participation à un programme de réhabilitation peut fournir un apoyo et un traitement intégral pour cesser de consommer des médicaments.

5. **Éviter les décadences et les situations de risque élevé** : Reconnaître et éviter les situations de personnes associées à la consommation de drogues peut aider à réduire le risque de recrudescence.

Réduire la consommation des cafés

Le café est un estimulant qui se retrouve dans le café, le thé, le chocolat et de nombreux rafraîchissements et boissons énergisantes. Si la consommation d'un café modéré est généralement considérée comme sûre, la consommation durera longtemps et s'accompagnera d'un grand nombre d'avortements spontanés, d'une partie de la grossesse, d'un faible poids et d'une perte de poids.

Limitez la consommation du café jusqu'à ce que la livraison ne dépasse pas 200 milligrammes par jour, ce qui est proche de la quantité d'une seule tasse de café pour 12 personnes. Voici quelques stratégies pour réduire la consommation de café :

1. **Changez d'options sans caféine** : Elija café décaféiné, thé et autres boissons pour satisfaire votre apéritif sans hauts niveaux de caféine.

2. **Esté atento las fuentes de cafeína** : esté atento las fuentes ocultas de caféina, comme le chocolat, les ciertos medicamentos et les refrescos. Lire les étiquettes peut vous aider à réaliser un suivi de votre consommation générale de café.

3. **Réduction progressive** : Si vous consommez une grande quantité de cantidades de la cafétéria, vous réduisez progressivement votre consommation pour éviter les symptômes d'abstinence dus aux maux de tête et à l'irritabilité.

4. **Alternatives saludables** : Remplacez les boissons par de la caféine par infusions, de l'eau ou du lait pour assurer une hydratation et des nutriments adéquats.

5. **Manténgase hidratado** : Beber mucha agua puedereducir sus antojos de bebidas con Cafeína et garantir une hydratation adéquate.

Aliments sûrs

Une alimentation saine tout au long de la grossesse est cruciale pour la naissance du bébé et de l'abeille de la mère. Ensuite, vous devez utiliser certains aliments sûrs avec des nutriments proportionnels importants :

1. **Fruits et légumes verts** : Riches en vitamines, minéraux et fibres. Elija dispose d'une variété de couleurs pour garantir une amplification des nutriments.
2. **Céréales intégrales** : les aliments comme la veine, l'arroz intégral et le pan intégral apportent de l'énergie et des fibres.
3. **Proteínas magras** : les ingrédients comprennent des légumes, de la carne magra, du tofu, des frijoles et des légumineuses. Ceux-ci sont importants pour la croissance et les soins du bébé.
4. **Productos lácteos** : le lait, le fromage et le yaourt ajoutés au calcio et à la vitamine D, essentiels à la santé des chiens.
5. **Grasas saludables** : Consuma ácidos grasos essentiales de aguacates, nueces, semillas and aceite de oliva.

Aliments sûrs

L'aliment doit être conservé en vie tout au long de la grossesse sans aucun risque de contamination ou d'effets négatifs sur le bébé. Il y a ici certains aliments qui doivent être évités :

1. **Carne y huevos crudos ou poco cocidos** : peuvent contenir des bactéries dañinas comme la salmonelle

et la E. coli. Asegúrese de que toda la viande est bien cocida et los huevos estén cuisine complète.

2. **Produits lactés non pasteurisés** : ils peuvent contenir de la listeria, qui peut provoquer des avortements spontanés ou des enfermedades graves dans les nouveaux nés. Elijah a des produits pasteurisés.

3. **Ciertos tipos de pescado** : Évitez les poissons avec un haut contenu de mercure, comme le tiburón, la pez espada, la pez rey et la dorada. Dans le poisson, optez pour les gros poissons et le mercure comme le saumon, les sardines et les poissons.

4. **Salchichas et hot-dogs** : Ils contiennent également de la listeria. Avant de venir, vous devez chauffer jusqu'à ce que vous soyez humeantes.

5. **Pains crudos** : Les pains de luzerne, trébol et rábano peuvent être contaminés par des bactéries. Il est préférable de manger chez les hommes complètement cocidos.

6. **Caféine et alcool** : comme il est mentionné antérieurement, limiter la caféine et éviter l'alcool complètement.

Contamination chimique

Les femmes embarazadas doivent éviter l'exposition à certaines substances chimiques qui peuvent nuire au bébé en cours de développement. Ceci comprend:

1. **Pesticides et herbicides** : Ces produits chimiques sont utilisés par les dañinos et sont inhalés ou absorbés par la peau. Évitez les utilisations dans votre maison et votre jardin.
2. **Produits d'entretien ménager** : produits d'entretien contenant des produits agressifs. Optez pour des solutions ou des étuis de nettoyage naturels.
3. **Vapeurs de peinture** : Les vapeurs de peinture, surtout les peintures à l'huile et dissoutes, sont considérées comme pernicieuses. S'il est nécessaire de peindre, confirmez que la zone est ventilée ou envisagez de la contraster avec l'air.
4. **Produits de soins personnels** : Les cosmétiques et produits de soins personnels Algunos contiennent des substances chimiques nocivas. Les produits Elija sont étiquetés comme étant sans danger pendant la grossesse.

Rayonnement et chaleur

Les niveaux élevés de rayonnement et la chaleur extrême peuvent représenter de longues périodes d'embarras. Tenga in cuenta las siguientes précautiones:

1. **Radiographie** : Vous avez besoin d'une radiographie, informez le technicien de votre embarazo pour que les précautions soient adéquates.

2. **Jacuzzis et saunas** : l'exposition prolongée à des températures élevées évitera les énormes défauts du tube neural. Vous pouvez également utiliser les jacuzzis et les saunas pendant l'embarazo.

3. **Appareils électroniques** : Même si l'utilisation quotidienne d'appareils électroniques est généralement considérée comme sûre, il est louable d'éviter une exposition prolongée aux champs électromagnétiques de sources de haute puissance.

Agents infectieux

Les femmes doivent être préparées aux embarras pour prévenir les infections qui affecteront le bébé. Les choses les plus importantes sont :

1. **Hygiène des mains** : Laver les mains à fréquence, spécialement après avoir manipulé la viande crue, vers le bain ou cuire quelqu'un qui est enfermo.

2. **Vaccins** : avant d'être embarazada, assurez-vous que vos vaccins sont dans la journée. Évitez les vacances vivantes pendant l'embarazo et assurez-vous que votre médecin vacunas soit sûr.

3. **Contact avec les animaux** : Évitez de manipuler les chats car ils pourraient contenir Toxoplasma gondii,

un parasite qui pourrait causer la toxoplasmose. Évitez également le contact avec les animaux enfermos.

Peligros dans le lieu de travail

Quand vous travaillez dans un environnement avec d'énormes potentiels, voici les précautions suivantes :

1. **Exposition aux substances chimiques** : si votre travail implique une exposition aux substances chimiques, assurez-vous que les mesures de sécurité existantes sont adéquates et analysez toute inquiétude auprès de votre employeur.
2. **Estrés physiques** : éviter de lever des charges lourdes, d'être en panne pendant de longues périodes de temps ou de réaliser des activités exténuantes et répétitives qui peuvent provoquer des tensions ou des lésions.
3. **Radiation** : elle travaille dans le secteur sanitaire et autres environnements avec exposition possible à la radiation, en incluant tous les protocoles de sécurité pour minimiser la radiation.

Considérations de voyage

Pendant le délai de livraison, vous serez en sécurité, mais vous recevrez également les précautions nécessaires :

1. **Vaccins et risques pour la santé** : lorsque vous voyagez à l'étranger, informez-vous sur les vaccins requis et les risques possibles pour la santé. Évitez de vous rendre dans des zones où se trouve le virus Zika et d'autres choses importantes pour la santé.
2. **Sécurité du voyage** : pensez à acheter une sécurité du voyage en fonction des questions liées à l'embarras.
3. **Produit et sécurité** : Manténgase hidratado mientras viaja, tome descansos frecuentes para faire exercice y use correctamente los cinturones de seguridad.

En résumé, pour une grossesse en bonne santé, vous pouvez changer votre style de vie, fumer, boire de l'alcool et des drogues, consommer des cafés pour hommes, manger en toute sécurité et prendre en compte les facteurs ambiants pour les femmes. En mettant en œuvre ces méthodes pratiques, vous pouvez créer un environnement sain et sain pour que votre bébé soit accueilli et garanti pour vous apporter plus de tranquillité. Consultez votre médecin pour un asesoramiento personnel et adaptez-vous à vos besoins spécifiques.

Chapitre 10 : Considérations particulières

Enfermedad préexiste

Lors de la planification d'un embarazo, il est important de prendre en compte l'état de santé existant qui affecte la santé du bébé. Les conditions préexistantes sont difficiles pour le bébé, même avec le traitement et l'atténuation du bébé, de nombreuses femmes ont des problèmes de santé chroniques et sont enceintes et ont un bébé en bonne santé.

Diabète Les femmes diabétiques peuvent être assurées que leurs niveaux sont également contrôlés et contrôlés avant le concept. Le diabète peut être contrôlé par un grand nombre de malformations congénitales, d'avortements spontanés, de naissances prématurées et d'autres complications. Il est important de travailler en collaboration avec le médecin pour contrôler les niveaux de tension artérielle, ajuster la médication et maintenir une alimentation saine et un programme d'exercice. Les contrôles et examens de détection périodiques aident à maintenir votre diabète sous contrôle pendant tout le travail.

Hypertension (pression artérielle haute) La pression artérielle haute peut présenter des risques comme la prééclampsie, en partie prématurée et la perte du placenta. Si la pression artérielle est élevée, il est important de contrôler la vitesse moyenne ainsi que le style de vie et les médicaments (reçus). Le médecin recommande de contrôler plus de fréquences pour contrôler la pression artérielle et le desarrollo du bébé. Un régime alimentaire bas en Sodio, une activité physique régulière et des techniques de gestion de l'activité physique peuvent également aider à contrôler la pression artérielle.

Épilepsie L'épilepsie et les médicaments utilisés pour contrôler les convulsions peuvent affecter la grossesse. Certains médicaments antiépileptiques peuvent augmenter les risques de défauts de santé. Autrement dit, il est important de discuter de votre projet médical avec votre médecin avant la grossesse. Votre médecin devrait ajuster vos médicaments pour découvrir plus d'options pour vous et votre bébé. Le suivi régulier et un plan de parto détaillé peuvent aider à contrôler l'épilepsie pendant l'embarazo.

Asma Les symptômes de l'Asma peuvent empeorarar l'embarras et affecter tant la mère que le bébé. Il est important de continuer à recevoir les médicaments que vous recevez et de travailler avec votre médecin pour contrôler votre état de santé. Éviter les descendants de l'asma, maintenir un style de vie saludable et faire des chèques réguliers peut aider à maintenir l'asma sous contrôle.

Les transformations des tiroïdes Tanto que l'hipotiroidisme (tiroides hipoactiva) comme l'hipertiroidismo (tiroides hiperactiva) peuvent affecter l'embarras. Les facteurs hormonaux sont cruciaux pour le développement du fœtus, notamment dans le développement du cerveau. Pour les femmes utilisant des pneus, il est nécessaire de contrôler le fonctionnement des pneus et d'ajuster la médication si nécessaire. L'analyse du sang et les contrôles périodiques aident à garantir des niveaux optimaux d'hormone tiroïdale pendant tout l'embarazo.

Enfermedades auto-immunes Les enfermedades auto-immunes comme le lupus, l'arthrite rhumatoïde et l'esclérose multiple peuvent être un problème pendant l'embarras. Les symptômes de ces effets peuvent être aggravés ou durer plus longtemps pendant l'embarazo. Pour le traitement de ces affections, il est important de travailler avec un médecin spécialiste en embarazos de alto riesgo. Il est possible que vous deviez ajuster les médicaments et faire preuve d'une grande vigilance afin de contrôler toute complication qui survient.

Enfermedad mental Les enfermedades mentales, y compris la dépression, l'anxiété et le trouble bipolaire, peuvent affecter le bien-être de l'embarazo et du postparto. Il est important d'avoir des antécédents de santé mentale avec le médecin et de poursuivre le traitement prescrit. L'apoyo de santé mentale, l'assistance et un système d'apoyo solido peuvent aider à contrôler ces affections pendant l'embarazo et plus encore.

Obésité L'obésité augmente le risque de complications telles que le diabète gestationnel, la prééclampsie et la césarienne. Les femmes ayant une IMC ont toujours l'intention d'économiser un bon salaire pendant la grossesse. Adopter un régime alimentaire équilibré, faire de l'exercice régulièrement et travailler avec un fournisseur de soins médicaux peut vous aider à contrôler le poids pendant l'embarazo. Les contrôles périodiques contrôlent la santé de la mère et de l'enfant.

Enfermedad cardíaca L'embarazo est une pression supplémentaire sur le cœur, qui peut être un défi pour les femmes avec une enfermedada diacaca existante. Il est important de consulter un cardiologue avant la naissance pour évaluer la santé de votre cœur et élaborer un plan de traitement. Un suivi estrecho pendant l'embarazo aide à limiter les risques et garantit la santé de la mère et de l'enfant.

Facteurs de risque pour l'embarras

Un embarazo de alto riesgo est un embarazo que plantea mayores riesgos pour la santé de la mère ou du bébé. Divers facteurs peuvent contribuer à un embarras de haut niveau et comprendre ces risques peut aider à prendre des mesures pour les mitiger.

Maire edad materna Les femmes de 35 ans sont majeures avec d'énormes complications pendant la grossesse, y compris des anomalies chromosomiques, un diabète gestationnel, une prééclampsie et une parto-prématurité. Le décès de la mère augmente également la probabilité de demander une césarienne. L'attention prénatale régulière, le suivi temprano et constant et les tests de détection spéciaux peuvent aider à contrôler ces risques.

Embarazos multiples: Tenir plus d'un bébé (gemmes, trillizos ou multiplos d'ordre supérieur) augmente considérablement le risque de complications comme une partie prématurée, un faible poids à la naissance, un diabète gestationnel et une prééclampsie. Les femmes ayant plusieurs bébés doivent être contrôlées plus fréquemment et accorder une attention particulière au contrôle de la santé et de la santé du bébé. Pour réduire la taille de la partie prématurée, il convient de la rentrer à domicile ou de réduire l'activité physique.

Histoire des complications de l'embarazo Les femmes qui ont eu des complications dans l'embarazo, comme une partie prématurée, une mort fœtale ou une prééclampsie, ont beaucoup de risques de souffrir de problèmes similaires à l'embarazos postérieurs. Il est important d'informer le médecin des antécédents de la gêne afin qu'il puisse contrôler les mesures sanitaires et préventives. L'attention prénatale temprana et régulière et les plans de traitement personnalisés peuvent aider à réduire le risque de récurrence.

Comme vous pouvez le constater, **les enfants croniques et les enfants préexistants doivent attendre que la mer atteigne le sommet du fleuve.** Les femmes souffrant de maladies telles que le diabète, l'hypertension artérielle, les maladies rénales et auto-immunes nécessitent un traitement spécial et des soins de longue durée tout au long de la grossesse. Le traitement efficace de ces effets peut contribuer à un accouchement plus sain et réduire les complications.

Facteurs du style de vie Certains facteurs du style de vie, comme la fumée, la consommation d'alcool et de drogues, sont également significativement significatifs en termes de complications dans la grossesse. Arrêtez de fumer, évitez l'alcool et les drogues récréatives et maintenez un style de vie salutaire avant et pendant l'embarazo, vous pouvez aider à réduire ces risques.

Obésité L'obésité est un facteur de risque important pour les problèmes de haut risque. Les femmes obèses ont plus de risques de développer un diabète gestationnel et une prééclampsie et les bébés de dix ans sont plus gros, mais la partie est difficile. Enregistrer un peso saludable avant l'embauche et maintenir un régime alimentaire équilibré et un exercice régulier peut aider à réduire ces risques.

Infections Les infections liées à la transmission sexuelle (ITS), les infections des voies urinaires et les infections virales (par exemple, le virus Zika, COVID-19) représentent une énorme importance tout au long de l'embarras. Les délais de détection et de traitement des infections, ainsi que les mesures préventives, ainsi que les vaccins et la prévention des infections, peuvent protéger la mère et l'enfant.

Traumatismes de la coagulation sanguine Des conditions telles que la trombofilie ou le syndrome antifosfolipide augmentent le risque de coagulation sanguine pendant l'embarazo, qui peuvent provoquer des complications telles que la prééclampsie, la restriction du crécimiento fœtal ou spontané. Les femmes atteintes de troubles de la coagulation sanguine ont besoin de soins spéciaux et il est possible qu'elles aient besoin de prendre des médicaments anticoagulants pendant le travail.

anormal Le placenta praevia (donde le placenta cubre el cuello uterino) et la desprendimiento de placenta (donde le placenta séparé de la paroi utérine) sont des affections graves qui peuvent causer du sang et présenter des risques tant pour la mère que pour le bébé. Les femmes dans des conditions anormalement placées doivent être surveillées et il est possible qu'elles puissent être stockées dans la pièce ou à un moment donné pour assurer la sécurité.

Problèmes de santé fœtale Des conditions médicales telles que des anomalies du développement fœtal, des anomalies congénitales ou des anomalies génétiques peuvent classer un problème comme un risque élevé. L'attention prénatale spécialisée, qui comprend des images génétiques avancées et testées, peut être contrôlée et contrôlée par ces conditions pour optimiser les résultats pour le bébé.

Embarazos multiples

Les embarazos multiples, comme les gemelos, les trillizos ou les embarazos multiples d'ordres supérieurs, les desafíos particuliers plantan et les maires riesgos. Comprendre ces défis et travailler estrechamente avec votre médecin peut vous aider à garantir l'embarras et la part des saludables.

Le maire prend une part prématurée. Un des maires prend des risques dans les multiples embarras est la partie prématurée. Les multiples problèmes ont plus de chances de provoquer un prématuré, ce qui peut provoquer des complications chez les bébés, comme un syndrome de difficulté respiratoire, des conséquences sur le développement et d'autres problèmes de santé. Les femmes souffrant de multiples problèmes ont leurs propres préparations à l'éventualité d'une prématurité et peuvent prendre des mesures préventives, comme le repos en cama ou une activité physique limitée.

poids du bébé au moment de la naissance est le même que celui des naissances multiples du bébé. Le faible poids du bébé devrait également s'accompagner d'énormes problèmes de santé et de besoins de soins particuliers. Les contrôles réguliers et écographiques peuvent être contrôlés par le crecimiento et desarrollo de baby.

Diabète gestationnel Les femmes souffrant de multiples embarras peuvent courir un risque énorme de souffrir de diabète gestationnel. Le diabète gestationnel peut provoquer des bébés plus gros, mais il existe également d'énormes complications dans cette partie. Pour les femmes avec de multiples inconvénients, contrôler les niveaux d'argent et de sang au cours d'un régime alimentaire, faire de l'exercice et, si nécessaire, la médication est fondamentale.

Prééclampsie L'énorme quantité de prééclampsie, caractéristique d'une pression artérielle et d'organes élevées, est riche en multiples embarras. Si vous ne recevez pas suffisamment de traitement, la pré-éclampsie entraînera de graves complications pour votre mère lorsqu'elle sera enfant. Il est essentiel de contrôler périodiquement la pression artérielle et autres symptômes.

Restriction de la croissance fœtale La restriction de la croissance fœtale, car un grand nombre de bébés ne naissent pas au rythme attendu, est la plus courante dans les situations multiples. Cela nécessite un fort suivi avec l'écographie et nécessitera une partie de la prématurité des bébés sans aucune formation avancée.

Considérations sur la partie vaginale Les femmes souffrant de multiples problèmes sont plus susceptibles d'avoir besoin d'une césarienne en cas de risque majeur de complications de la partie vaginale. Il est important de discuter des options pour la pièce avec le médecin et de créer un plan pour la pièce. Dans d'autres cas, il est nécessaire d'avoir une combinaison de parties vaginales et césariennes, en fonction de la position et de l'état de santé des bébés.

Apoyo émotionnel et physique Llevar embarazos múltiples puede être desafiante physique et émotionnel. Il est important de maintenir un système de santé solide qui inclut la famille, les amis et les professionnels de la santé. Trouver plusieurs groupes d'experts pour l'embarazo peut également vous fournir des informations utiles et émotionnelles.

Besoins nutritionnels Les femmes ont de multiples besoins nutritionnels pour augmenter la croissance et le développement du bébé. Il est important d'avoir une alimentation équilibrée et de consommer beaucoup de nutriments importants tels que l'acide foliaire, la tension artérielle, le calcium et les protéines. Le médecin recommande des suppléments complémentaires pour satisfaire la majorité des besoins nutritionnels.

Considérations liées à l'éducation

Le décès de la mère a une influence significative sur la naissance et le rôle. Les femmes des différents types d'enfants devraient bénéficier d'une attention particulière lors de la planification d'un embarazo.

Embarazo dans l'adolescence L'embarras dans l'adolescence, défini comme l'embarras chez les femmes de 19 ans ou moins, est associé à un risque majeur de complications comme une partie prématurée, bajo peso al nacer et prééclampsie. Les mères adolescentes ont également plus de chances d'avoir des enfants ayant des problèmes socio-économiques, notamment un accès limité à la formation médicale, à l'éducation et à la stabilité financière. Il est important que les mères adolescentes reçoivent une attention prénatale intégrale, une éducation et un apoyo pour surmonter ces problèmes et garantir un bébé en bonne santé.

Femmes de 20 à 34 ans. Ce groupe d'enfants considère généralement que l'enfant est optimal sur le plan reproductif, avec un grand nombre de complications pendant la grossesse et en comparaison avec les groupes d'enfants et de personnes âgées. Sans embargo, un style de vie salutaire, une attention prénatale régulière et un traitement médical préexistant sont toujours importants pour toutes les femmes, indépendamment de leur âge.

Femmes de 35 ans ou plus Les femmes de 35 ans ou plus sont considérées comme ayant une mère avancée, qui s'accompagne également d'un grand nombre de complications telles que des anomalies chromosomiques (par exemple, syndrome de Down), le diabète gestationnel, la prééclampsie et la parto prématuré. L'éducation maternelle augmente également la probabilité d'obtenir des traitements de fertilité pour concevoir. L'attention prénatale régulière, les examens spéciaux et le suivi estrecho peuvent vous aider à contrôler ces risques et garantir un embarazo saludable.

Femmes de plus de 40 ans : la grossesse de 40 ans présente de mauvaises conditions médicales, notamment un risque élevé d'infertilité, d'avortement spontané, d'anomalies chromosomiques et de complications de la grossesse avec hypertension artérielle et diabète gestationnel. Les femmes de ce groupe d'enfants doivent suivre un traitement de fertilité par fécondation in vitro (FIV) pendant la grossesse. L'attention prénatale intégrale, qui comprend des examens de détection avancée et une surveillance régulière, est essentielle pour contrôler ces risques et rendre un embarazo saludable.

Considérations pour les pères maires Si bien que l'éducation de la mère est le foyer d'attention, l'éducation du père peut également influencer le résultat de l'embarazo. L'âge paternel vanzada, généralement défini comme l'âge de 40 ans, est associé à un grand nombre de mutations génétiques, de mutations du spectre autiste et de certaines maladies psychiatriques dans la descendance. Il est important que les pères maires Sean connaissent ces grandes choses et viennent chez le médecin.

L'embarazo est un processus complet qui nécessite une planification cuidadosa et la prise en compte de divers facteurs pour garantir la santé et l'apiculteur de la mère et de l'enfant. Les aspects spéciaux comme les enfermedades préalables, les facteurs de risque pendant l'embarazo, les embarazos multiples et les problèmes liés à l'éducation nécessitent une attention et des soins supplémentaires.

En travaillant avec diligence avec les prestataires de soins médicaux, en adoptant un style de vie saludable et une gestion proactive des risques, les futurs parents peuvent surpasser ces défis et profiter d'un embarazo saludable et sûr. Rappelez-vous que cada embarazo est único et que l'attention et l'apoyo individualizados sont essentiels pour enregistrer le plus grand résultat possible pour vous et votre bébé.

Chapitre 11 : Le chemin à la concept

Vous devez arrêter d'utiliser des anticonceptifs ?

Décider quand vous n'utilisez pas de méthodes anticonceptives est une étape importante dans le chemin vers la conception. Le moment peut varier en fonction du type de méthode anti-conceptuelle utilisée et des considérations de santé individuelles. Il est important de comprendre comment les différentes méthodes anticonceptivos affectent le corps et la fertilité.

Anticonception hormonale Les anticonceptivos hormonaux comme la píldora, les patchs, les anneaux, les implants et les dispositifs intra-utérins (DIU) peuvent affecter le cycle menstruel. Ces méthodes fonctionnent pour réguler les hormones afin d'empêcher l'ovulation. Lorsque vous utilisez déjà des anticonceptifs hormonaux, il est possible que le corps ait besoin d'être lié pour se réajuster et reprendre un cycle naturel.

- **Pildor anticonceptiva** : normalement, il est recommandé de laisser les píldoras anticonceptivas unos meses antes de planear quedar embarazada. Pendant cette période, votre cycle menstruel peut être normalisé et vous pouvez obtenir une meilleure ovulation. Pendant que les cycles réguliers de certaines femmes se rejoignent immédiatement, pour d'autres, ils peuvent tarder pendant quelques mois.

- **Peau et anneau anticonceptifs** : Il est recommandé d'utiliser la peau comme la peau ou l'anneau pendant quelques mois avant de chercher vos enfants pour que vos niveaux hormonaux puissent être réguliers.

- **Implant anticonceptivo** : l'implant peut être retiré à n'importe quel moment, mais vous pouvez passer quelques semaines ou mois jusqu'à ce que l'ovulation soit renouvelée.

- **DIU hormonal** : Après l'extraction du DIU hormonal, certaines femmes peuvent commencer un ovulaire à l'intérieur d'un moi, tandis que d'autres peuvent tarder plus.

Anticonception non hormonale Les méthodes non hormonales comme le DIU de cuivre (Paragard), les méthodes de barrera (condons, diafragmas) et la planification naturelle familière en général n'affectent pas les niveaux hormonaux. La fertilité diminue généralement immédiatement après avoir suspendu ces méthodes.

- **DIU de cobre** : la fertilité peut être contrôlée immédiatement après l'extraction.

- **Méthodes de barrera** : Ces méthodes n'interfèrent pas avec l'équilibre hormonal, car il n'y a aucun retour sur la fertilité une fois que les méthodes sont suspendues.

Considérations pour suspendre les anticonceptifs : Il est important de consulter votre médecin avant de suspendre les anticonceptifs. Vous pouvez apporter un soutien personnalisé selon l'histoire de la santé et le type d'anticonceptif qui a été utilisé antérieurement. De plus, vous pouvez vous aider à comprendre ce que vous attendez et comment contrôler votre cycle menstruel et votre ovulation après l'utilisation d'anticonceptifs.

Moment des relations sexuelles pour la conception.

Programmer les relations sexuelles pour qu'elles coïncident avec l'ovulation afin d'augmenter les possibilités de conception. Comprendre votre cycle menstruel et identifier votre ventana fertile sont les facteurs clés pour enregistrer l'embarras.

Comprendre le cycle menstruel Un cycle menstruel dure généralement entre 21 et 35 jours, avec une durée d'environ 28 jours. Le cycle commence le premier jour des règles et se termine le premier jour des deuxièmes règles. L'ovulation, la libération d'un ovaire ovarien, réussit toujours au cours du cycle.

Reconocer la ventana La ventana fértil cette période de temps et le concept de celle-ci est plus probable. Cette fenêtre a été couverte durant ces jours : le premier jour de l'ovulation et le jour de l'ovulation. Les espermatozoïdes peuvent être absorbés dans l'appareil reproducteur de la femelle en quelques jours seulement, et l'ovule est viable entre 12 et 24 heures après l'ovulation.

Méthodes de détection de l'ovulation Il existe différentes méthodes pour détecter l'ovulation et déterminer la fenêtre de fécondation :

- **Méthode du calendrier** : Réalisez l'évolution de votre cycle menstruel pendant plusieurs mois pour déterminer l'ovulation. L'ovulation a lieu 14 jours avant la fin des règles. Par exemple, avec un cycle de 28 jours, l'ovulation a probablement eu lieu le 14ème jour.
- **Température corporelle basale (BBT)** : mide tu temperatura corporal todas las mañanas antes de leverarte. Une légère augmentation du BBT, généralement entre 0,5 et 1 degré Fahrenheit, indique qu'il a produit l'ovulation.
- **Moco cervical** : observez les cambios dans le moco cervical. Au niveau de l'ovulation, le moco cervical est plus clair, élastique et se maintient à la clarté de l'utérus, ce qui indique une fertilité maximale.

- **Les kits de prédiction de l'ovulation (OPK)** sont des kits qui détectent l'hormone lutéinisante (LH) qui précède l'ovulation. Le résultat positif est que l'ovulation se produit dans un délai de 12 à 36 heures.

Moment optimal pour les relations sexuelles Pour augmenter les possibilités de conception, vous devez tenter d'avoir des relations sexuelles pendant la phase fertile. Les relations sexuelles idéales ont lieu dans les jours qui surviennent pendant les premiers jours de l'ovulation et quelques jours plus tard. Les relations sexuelles régulières durent longtemps et maximisent les possibilités de présence d'espermatozoïdes dans l'ovule.

Lidiando con la infertilidad

L'infertilité est une expérience de désespoir et d'émotion pour le couple qui envisage d'imaginer un enfant. Il définit l'incapacité des enfants au fil des années à avoir des relations sexuelles régulières et protège les femmes de plus de 35 ans et les femmes de plus de 35 ans. Comprendre les causes et trouver l'aide nécessaire pour contrôler l'infertilité est fondamental.

Causes des communes d'infertilité L'infertilité peut être causée par des facteurs qui affectent un ou plusieurs membres du couple. Les causes des communes sont :

- **Facteurs féminins** :
  - **Traumatismes de l'ovulation** : Des affections telles que le syndrome de l'ovaire poliquistique (SOP), l'inflammation des thyroïdes et l'insuffisance ovarienne prématurée peuvent interrompre l'ovulation.
  - **Obstrucción des trompas de Falopio** : Les trompas de Falopio bloqués peuvent empêcher l'ovule et l'esperme de pénétrer. Ceci est dû à une infection, une endométriose ou une inflammation pelvienne (IPE).
  - **Problèmes avec l'utérus ou la racine utérine** : les fibromes, les polipos ou les anomalies dans l'utérus ou la racine utérine peuvent être gênés par l'implantation ou le passage des espermatozoïdes.
  - **Edad** : un milieu que la femme envejece, la quantité et la qualité des óvulos diminuent, aussi qui amène une réduction de la fertilité.

- **Facteurs masculins** :
  - **Trastornos de los espermatozoides** : un manque d'espermatozoïdes, une motilité déficiente ou une morphologie anormale peuvent affecter la fertilité.
  - **Problèmes d'éjaculation** : Des conditions telles que l'éjaculation rétrogradée ou une obstruction des conducteurs déférents peuvent empêcher les espermatozoïdes d'être expulsés.

- **Déséquilibre hormonal** : des hormones comme la testostérone, la FSH et la LH jouent un rôle crucial dans la production et le fonctionnement des espermatozoïdes.

Diagnostic et examen Si vous souffrez d'infertilité, il est important que vous obteniez une évaluation médicale. Les tests de diagnostic peuvent identifier les problèmes sous-jacents et guider le traitement. Les communes de Pruebas comprennent :

- **Pruebas pour femme** :
  - **Test d'ovulation** : l'analyse de la tension artérielle en fonction des taux hormonaux, comme la LH, la FSH et la progestérone, permet de confirmer l'ovulation.
  - **Histérosalpingografía (HSG)** : procédure de rayons X qui est utilisée pour détecter les obstructions dans les trompas de Falopio.
  - **Ultrasonido** : Images utilisées pour évaluer l'utérus, les ovaires et les folículos.
  - **Laparoscopie** : intervention chirurgicale permettant d'examiner les organes pelviens et de détecter des affections comme l'endométriose.
- **Pruebas pour hommes** :

- **Análisis de esperma** : Évaluation du recuento, de la motilidad, de la morphologie et du volume des espermatozoides.
- **Tests hormonaux** : analyse du sang pour déterminer les niveaux d'hormones qui affectent la production de spermatozoïdes.
- **Tests génétiques** : Identifier les causes génétiques de l'infertilité.

Options de traitement : le traitement de l'infertilité dépend de la cause grave et peut inclure des changements dans le style de vie, les médicaments, la thérapie ou les technologies d'assistance à la reproduction (ART).

- **Changer le style de vie** : une meilleure alimentation, plus d'exercice et les forces des hommes pour augmenter la fertilité. Il est également important de consommer de la fumée, de l'alcool et des drogues récréatives.
- **Médicaments** : les médicaments pour la fertilité comme le clomifène (Clomid) ou le létrozole peuvent stimuler l'ovulation. Pour des problèmes plus complexes, ils peuvent recevoir des gonadotrophines.
- **Cirugía** : La cirugía peut corriger des problèmes anatomiques, ainsi qu'extirpar los fibromas ou traiter l'endométriose.

- **Technologies de reproduction assistée (ART)** : dans les cas où d'autres traitements peuvent être inefficaces, vous pouvez utiliser des méthodes ART comme l'insémination intra-utérine (IIU) ou la fécondation in vitro (FIV).

Technologie de procréation assistée

Les technologies d'assistance à la reproduction (ART) comprennent une variété de procédures médicales utilisées pour traiter l'infertilité. Ces technologies sont utiles et permettent de concevoir les méthodes naturelles utilisées. L'ART a considérablement évolué pour différentes options s'adaptant aux problématiques spécifiques à la fertilité.

Insémination intra-utérine (IIU) Avec l'IIU, les espermatozoïdes sont introduits directement dans l'utérus. Il existe également des possibilités de fécondation en acercar el espermatozoide al ovulo. Cette méthode est utilisée par un couple souffrant d'infertilité masculine, d'infertilité inexplicable ou de problèmes cervicaux.

Procédure :

1. **Surveillance de l'ovulation** : elle surveille le cycle menstruel de la femme pour déterminer le moment de l'ovulation. Cela signifie que vous pouvez utiliser

des kits d'échographie ou de prédiction de l'ovulation.

2. **Récupération et préparation du sperme** : vous recueillez une trace de sperme du conjoint masculin ou d'un donneur. Ainsi, les espermatozoïdes se lavent et se concentrent pour augmenter la motilité.

3. **Insémination** : Le sperme préparé est introduit au milieu du corps de la femme et dure longtemps pendant l'ovulation de la femme.

Fécondation in vitro (FIV) La FIV est l'une des méthodes d'insémination artificielle les plus connues et efficaces. Un ovule est fécondé avec du sperme pour le corps et l'embryon, ce qui entraîne une transmission al utero.

Procédure :

1. **Stimulation ovárica** : la femme prend des médicaments hormonaux pour stimuler les ovaires à produire plusieurs ovules.

2. **Extraction des ovules** : L'un des ovules est mature, extrait des ovaires selon une procédure chirurgicale mineure sous sédation.

3. **Fertilité** : Los ovules fils fécondés avec des espermatozoïdes en laboratoire. Ceci est dû au FIV classique ou à l'injection d'espermatozoïdes intracitoplasmiques (ICSI) qui provoque une infertilité masculine grave.

4. **Culture d'embryons** : Les fecundados (embryons) sont cultivés en laboratoire pendant plusieurs jours.

5. **Transferencia d'embryons** : vous transférez un ou plusieurs embryons sains à l'utérus de la femme. Si le transfert intervient en fin de vie, l'embryon sera implanté et mangé.

Inyección intracitoplasmática de espermatozoides (ICSI) L'ICSI est une forme spéciale de FIV qui est utilisée principalement pour l'infertilité masculine grave. Dans cette procédure, une seule injection d'espermatozoïde est injectée directement dans un ovule pour faciliter la fécondation.

Procédure :

1. **Extraction des ovules** : de la même manière que la procédure FIV, les ovules sont extraen des ovarios.

2. **Injection d'espermatozoïdes** : sélectionnez un seul espermatozoïde sain et injectez-le directement dans chaque ovule adulte.

3. **Culture et transfert d'embryons** : les embryons obtenus sont cultivés et transférés vers l'extérieur, dans un format similaire au standard FIV.

Reproduction par tiers La reproduction par tiers implique l'utilisation d'ovules, de spermatozoïdes ou d'embryons donnés ou provenant d'une mère substitut (madre sustituta) pour enregistrer l'embarras.

- **Don d'ovules** : Si vous utilisez des ovules d'une femme qui ne sont pas viables à cause de l'âge, d'une insuffisance ovaire prématurée ou de conditions génétiques. Les ovules du donneur sont fécondés avec du sperme et les embryons résultants sont transférés à l'extérieur du récepteur.
- **Donation d'espoir** : Il est utilisé en cas d'infertilité masculine grave, de femmes seules ou de couples de femmes du même sexe. Le sperme d'un donneur est utilisé par l'IIU ou le FIV.
- **Don d'embryons** : Les couples avec des embryons sobrantes de ciclos de FIV anteriores peuvent faire un don à d'autres couples.
- **Gestación subrogada** : Une mère subrogada lleva el embarras a personas o couplejas que no pueden hacerlo. L'embryon est créé à partir des gamètes des futurs pères et donneurs et est transféré à la mère de la mère.

Exemples d'exécution et considérations Les exemples d'exécution de procédures ART varient en fonction de facteurs tels que l'état de la femme, la cause de l'infertilité et la méthode utilisée par l'ART. En général, les femmes sont plus jeunes et il existe de nombreux problèmes de fertilité dans la majorité des cas. Sans embargo, l'ART est exigeant sur le plan émotionnel, physique et économique. Il est important d'avoir des attentes réalistes et d'envisager un groupe de travailleurs pour vous aider à naviguer dans le processus.

Considérations éthiques et juridiques Les procédures de TRA peuvent poser des questions éthiques et juridiques, en particulier en ce qui concerne la reproduction par tiers et le processus d'embryons. Il est important de comprendre les implications juridiques, telles que les droits de paternité et la réglementation des actes de donation et de subrogation, qui peuvent varier selon la région. L'asesoramiento de expertsos jurídicos et eticos peut apporter des éclaircissements et garantir une prise de décision éclairée.

L'itinéraire a le concept d'être plein d'émotion, d'excitation et de désespoir. Sachez que lorsque vous utilisez des méthodes anticonceptives, découvrez le moment approprié pour avoir des relations sexuelles, faites connaissance avec l'infertilité et apprenez les technologies de reproduction assistées dans les étapes importantes de ce voyage. En prenant des décisions informées et en prenant des mesures médicales adéquates, vous pouvez augmenter vos possibilités de tenir un embarazo saluable et exitoso.

Le parcours du cada est unique en son genre et il est important d'être patient et d'avoir différentes options. L'apport des fournisseurs de soins médicaux, des familiers et des amis peut marquer une grande différence à l'heure du voyage. Rappelez-vous que les progrès de la science médicale continuent d'apporter de nouvelles solutions et d'espérer pour tous les problèmes de fertilité.

Au dernier instant, l'objet crée un entorno propicio pour la conception et un embarazo saludable. Avec l'information, l'apoyo et la persévérance adéquate, le sueño de son père peut se convertir en réalité.

Chapitre 12 : Signes et symboles de la grossesse temporaire

Reconnaissez les symptômes de la grossesse.

L'embarazo a menudo comienza avec des signes utiles qui peuvent pasar desapercibidos ou se confondre facilement avec d'autres affections médicales. Reconnaître ces symptômes lors de la gêne et les détecter avant que les dispositifs médicaux ne soient nécessaires pour une gêne saludable. Comprendre ces signes peut également vous aider à alimenter l'idée ou la confusion que vous pouvez ressentir dans les premières étapes.

1. Période perdue

L'un des premiers signes d'embarras les plus communaux et fiables est la fin de la période. Si votre cycle menstruel est régulier et que vos règles durent longtemps, cela devrait être un avertissement indiquant qu'elles sont embarrassées. Sans embargo, les pertes de temps peuvent également provoquer des déséquilibres hormonaux et d'autres affections médicales, car il est également important de considérer d'autres symptômes.

2. Nausées matinales

La mère de la mère, caractérisée par les sentiments et les émotions de sa mère, devrait arriver au cours des six prochains mois de grossesse, mais elle apparaîtra également au cours des six prochains mois. Selon le nom, les nausées de la mère peuvent survenir à n'importe quel moment du jour ou de la nuit. Elle est causée par l'augmentation rapide des hormones, en particulier de la gonadotrophine corionique humaine (hCG) et des œstrogènes. Parfois, cela peut entraîner des problèmes, les nausées matinales peuvent être un bon signe que les hormones de l'embarazo fonctionnent correctement.

3. Changements aux sens

Lorsque le bébé est enceinte, les changements hormonaux se produisent et ces femmes sont sensibles, douloureuses et douloureuses. Ces deux personnes parlent plus fort, plus sombrement et avec plus de sensibilité. Ces changements sont le résultat de l'augmentation du flux sanguin et de la préparation du corps à la lactation.

4. Fatigue

El cansancio inusual est un autre symbole commun au début de l'embarazo. L'augmentation des taux de progestérone au cours du premier trimestre devrait être plus fréquente que d'habitude. De plus, votre corps continuera à travailler pendant longtemps tant que vous le regarderez en cours, afin que vous puissiez provoquer une augmentation de la fatigue.

5. Miction fréquente

Il est possible que vous ayez besoin de commander plus fréquemment au cours des premières semaines suivant la livraison. C'est dans la partie inférieure du corps que la pression de l'eau et le débit de la rivière se dirigent vers les riñones, ce qui augmente également la production d'Orina.

6. Aversions et antojos por determinados food

Comme principe de l'embarazo, vous pouvez expérimenter les changements et la sensation du goût et de l'odorat. Vous pouvez détester certains aliments ou d'autres aliments. Ces changements sont probablement liés aux fluctuations hormonales.

7. Manche ou calambres menores

Les femmes algunas ont des ligeros ou des calambres dans les premiers stades de la grossesse, mais elles sont également conscientes de l'implantation. Cela s'est produit lorsque l'ovule était fécondé et implanté lors de la revitalisation de l'utérus, généralement entre 10 et 14 jours après la conception. Le sangrado suele est plus léger qu'une période normale et de longue durée.

8. Changements d'humour

Les changements hormonaux au cours des premières étapes de la grossesse ont affecté l'état de l'animal et ont provoqué des sentiments habituels plus émotifs ou irritables. Les changements d'humour sont un syndrome commun et peuvent varier en intensité.

9. Augmentation de la température basale corporelle.

Si vous surveillez la température basale corporelle (TBC) pour surveiller l'ovulation, vous devez informer le BBT de continuer à être levé pendant plus de deux semaines pendant la période d'ovulation. Cette fois, la température est persistante et c'est un signe du temprano de l'embarazo.

10. Hinchazon et estreñimiento

Les changements hormonaux ralentissent également le système digestif, ce qui peut provoquer une inhibition et un étirement. Ces symboles doivent apparaître sur le principe de la grossesse et perdurer tout au long du premier trimestre.

Pour concilier les différents moments de l'embarras, vous pouvez déterminer un éventuel embarras. Cependant, il est important de confirmer que l'embarazo a un test et un traitement avec le médecin.

Si vous pensez que vous pouvez être embarrassé en vous basant sur les premiers symptômes, voici ce qui doit être fait pour avoir une parole d'embarras. Les tests de grossesse sont conçus pour détecter la présence d'hCG, une hormone produite par le placenta, qui indique que l'embryon est exposé au revêtement de l'utérus. Il existe un guide détaillé qui peut être utilisé pour vérifier l'embarazo de manière efficace et comprendre les résultats.

1. Conseils de vérification de l'embarras

Voici les principaux conseils pour réaliser des tests de grossesse : cas de tests de grossesse et analyse de la tension artérielle réalisés par un médecin.

- **Essais de caisse d'embarazo (HPT)** : ces essais sont disponibles sans réception et peuvent être réalisés facilement à la maison. En général, l'orinar sobre una tira reactive ou sumergir la tira en una muestra de orina. Les résultats apparaîtront dans quelques minutes et indiqueront que l'hCG est présente dans la source.
- **Analyse de sang** : cette analyse est réalisée dans un centre d'attention médicale et peut détecter des

niveaux d'hCG plus bas que l'analyse d'Orina. Il existe des conseils pour l'analyse du sang : le test de l'hCG, qui est une réponse simple, et le test de l'hCG, qui signifie la quantité exacte d'hCG dans le sang. L'analyse du sang peut confirmer l'embarras avant l'analyse d'Orina et fournir des informations plus détaillées sur les niveaux d'hCG.

2. Moment du test

Pour obtenir des résultats plus précis, vous devrez attendre la fin de la période pour réaliser un contrôle de l'embarazo casera. C'est pourquoi à ce point, le niveau d'hCG est suffisamment élevé pour être détecté dans l'or. Certains tests sensibles peuvent détecter l'embarazo dans les jours précédant le début de la période, mais un test de température démasiée peut donner un résultat faux négatif.

3. C'est à ce moment-là que vous vérifiez l'accouchement à votre domicile

Voici les étapes pour obtenir les résultats précis d'un test d'embarras :

- **Lisez les instructions** : les instructions de chaque marque HPT peuvent varier. En d'autres termes, il est important qu'il n'y ait pas de vide et qu'ils se déroulent attentivement.

- **Utiliser dans le premier orina de la mañana** : pour obtenir des résultats plus précis, utiliser dans le premier orina de la journée, mais celui-ci est plus concentré et plus riche en hCG.

- **Recoja la orina** : En fonction de la vérification, il est possible que vous deviez orinarar directement dans la variété réactive ou recolectar une muestra de orina dans un récipient propre et sumergir la varilla en él.

- **Attendez les résultats** : effectuez le test sur une surface plane et attendez le temps spécifié dans les instructions (normalement une minute).

- **Interpréter les résultats** : la mairie des essais indique des lignes, des symboles ou des conférences numériques pour indiquer si vous êtes embarazada. Un résultat positif est la ligne la plus importante ou un signe plus grand, ce qui signifie qu'un résultat négatif est la ligne la plus élevée ou un signe des hommes. Algunas pruebas muestran numérique "embarazada" ou "no embarazada".

4. Confirmation des résultats

Si le résultat du contrôle de grossesse est positif, il est important de confirmer la grossesse avec votre médecin. Il est possible qu'une analyse de sang soit réalisée pour confirmer les résultats et fournir plus d'informations sur l'accouchement. Si le test est négatif, il est toujours possible de revoir le test dans deux jours et de réaliser le test ou de communiquer avec le médecin pour une évaluation médicale

Si vous recevez un résultat positif lors d'un contrôle de la casera d'embarazo, la prochaine étape est de programmer une citation avec votre médecin pour confirmer l'embarazo. Cette première visite est cruciale pour établir une base de référence sur votre santé et garantir la meilleure atténuation possible pour votre bébé pendant la grossesse.

1. Histoire médicale et examen physique.

Lors de la première visite prénatale, le médecin a examiné les antécédents médicaux et procédé à un examen physique. La question suivante est la suivante :

- Votre cycle menstruel et la fin de vos règles.
- Tous les embarazos antérieurs et sus resultsados.
- Su historial médico, incluidas enfermedades chroniques, cirugías y medicamentos.
- Antécédents familiers, y compris les trastornos Genetics.

- Facteurs du style de vie en fonction du régime alimentaire, de l'exercice et de la consommation de substances nutritives.

L'examen physique comprend le contrôle du poids, de la pression artérielle et de l'état de santé général pour proportionner une base pour contrôler l'embarazo.

2. Confirmatoires d'essais

Le médecin effectuera des tests supplémentaires pour confirmer la grossesse et évaluer l'état de santé. Ceux-ci inclus:

- **Analyse de sang** : une analyse de sang peut confirmer l'embarras midiendo des niveaux d'hCG. Les tests d'hCG peuvent être utilisés pour fournir des informations sur la manière d'obtenir la quantité exacte d'hCG dans le sang, le résultat sera donc utile pour estimer les résultats.
- **Ultrasonido** : une échographie peut être utilisée pour confirmer une confirmation visuelle de la grossesse. Dans les premières phases, vous pouvez utiliser une échographie transvaginale pour obtenir une image de l'utérus et confirmer la présence d'une membrane amniotique et d'une crise cardiaque fœtale.
- **Tests d' orine** : Tout comme les tests d'embarazo caseras, les tests d'orina dans le cabinet médical

peuvent également déterminer les niveaux d'hCG et ainsi confirmer l'embarazo.

3. Discussion sur notre santé et notre mode de vie.

Le médecin aborde divers aspects de la santé et du mode de vie pour garantir un accouchement sain. Les sujets sont les suivants :

- **Alimentation et suppléments** : Recommandations pour une alimentation équilibrée et importance de l'ingestion de vitamines pour la femme pendant la grossesse, entre acides et hiérarchie.
- **Exercice** : programmes d'exercices pour maintenir la santé et la forme physique tout au long de la grossesse.
- **Éviter les substances nocivas** : Guide pour éviter l'alcool, le tabaquisme, les drogues récréatives et autres substances nocivas.
- **Lidiar avec des conditions préexistantes** : Cette condition est propice aux maladies chroniques chroniques comme le diabète ou l'hypertension artérielle pendant la grossesse.
- **Santé mentale** : abordez toute inquiétude concernant l'été, la prise en charge ou la dépression et analysez les ressources d'apoyo pour la santé mentale.

4. Planification des visites futures

Le médecin a créé un cronogramme pour un contrôle futur. Les contrôles périodiques sont importants pour suivre le progrès de votre embarras et clarifier tout problème que vous pourriez surgir. Normalement, vous avez tendance à contrôler les règles au cours du premier et du deuxième trimestre, de sorte que vous répétez les intervalles encore et encore au milieu de l'année, ce qui se produit au niveau du corps.

Résumé du premier trimestre

Le premier trimestre de la grossesse, qui a duré jusqu'à la 12ème semaine, a été pour nous une période critique car le bébé est né. Pendant ce temps, il produit des changements importants dans le corps et dans les bases de la croissance et de la croissance du bébé.

1. Desarrollo temprano

Durant les premières semaines de grossesse, l'ovule fécondé est implanté dans la repousse de l'utérus puis fécondé et transformé en embryon. A la fin de la première phase, l'embryon est constitué de trois calottes : l'ectodermie, la mésodermie et l'endodermie, qui forment les organes et parties du bébé. Cela commence également à former le tube neural, à partir du moment où il développe le cerveau et la moelle épinière.

2. Changements hormonaux

Le premier trimestre est caractérisé par des changements hormonaux importants qui favorisent la grossesse. Les niveaux d'hCG, de progestérone et d'œstrogène apparaissent également rapidement. Ces hormones sont responsables de nombreux symptômes du début de la grossesse, tels que la nervosité, la sensibilité et l'embonpoint.

3. Hitos du développement

- **Semana 4-5** : Le cœur commence à fonctionner et les structures fondamentales du cerveau, la moelle épinière et les organes principaux commencent à se développer.
- **Semana 6-7** : Les rasgos faciales del embrión comeienzan a formarse, y compris les ojos, la nariz et la boca. Empiezan a brotar brazos y piernas.
- **Semana 8-10** : l'embryon va naître. Órganos importants comme les riñones et le hígado continu desarrollándose. Les mains des mains et des tartes prennent une forme et le feto vient en un mouvement, même en un rien de temps.

- **Semana 11-12** : les organes vitaux du fœto sont complètement formés et continuent de jouer tout au long de la grossesse. Les organes génitaux externes du bébé présentent les caractéristiques les plus distinctives des hommes et des femmes, même s'ils ne sont pas visibles sur l'écographie.

4. Communes de Sintomas

- **Náuseas et vómitos** : ce sont des sintomas a menudo se denominan náuseas matutinas. Peut se produire à n'importe quel moment de la journée et généralement son plus grave au cours du premier trimestre.
- **Fatiga** : les niveaux élevés de progestérone et l'énergie que le corps utilise pour soutenir la grossesse provoqueront une fatiga importante.
- **Fréquence fréquente** : l'utérus en croissance et l'augmentation du flux sanguin dans la zone pelvienne peuvent provoquer des voyages plus fréquents dans le bain.
- **Changements dans les sentiments** : les changements hormonaux peuvent faire en sorte que vos sentiments soient sensibles, hinchados et sensibles.

- **Changements d'humour** : les fluctuations hormonales peuvent affecter nos émotions et provoquer des changements d'humour.
- **Aversions et antojos por ciertos aliments** : Les changements dans la sensation du goût et de l'olfaction peuvent faire en sorte que desarrolles une forte aversion ou antojo por ciertos aliments.

5. Pratiques de santé importantes

Cumplir avec de bonnes pratiques de santé tout au long du premier trimestre est fondamental pour votre bébé et votre bébé. Il y a ici quelques pratiques importantes à suivre :

- **Équilibre alimentaire** : assurez-vous de manger une variété d'aliments riches en nutriments, y compris des fruits, des légumes, des céréales intégrales, des protéines grasses et des produits lactés. Évitez les aliments qui représentent une énorme quantité de nourriture transmise aux aliments, comme la viande cruda ou le poco cocida, les produits lactés non pasteurisés et les ciertos tipos de poisson avec un haut contenu de mercure.
- **Hydratation** : Donnez beaucoup d'eau pour maintenir une hydratation correcte. C'est le

suministro de sangre et la production de liquide amniotique.

- **Vitamines prénatales** : continuez à consommer des vitamines prénatales pour vous assurer que vous utilisez et que votre bébé obtienne des nutriments importants comme l'acide folique, le hierro et le calcium.

- **Ejercicio** : faire des exercices modérés avec régularité, comme caminar, nadar ou pratiquer le yoga prénatal, pour maintenir en format et réduire les estrés.

- **Evite les substances nocivas** : pas de fumée, ni alcool ni drogues récréatives. Limitez votre consommation de café et évitez toute exposition aux substances chimiques et aux radiations.

- **Descanso y relax** : Escuche a su cuerpo y descanse lo suficiente. Techniques pratiques pour réduire l'œdème, comme la respiration profonde, la méditation ou les effets suaves.

6. Préoccupations et complications des communautés

Même si la plupart des problèmes sont transcurren sans problèmes, il est important d'être conscient des éventuelles préoccupations et complications qui peuvent surgir au cours du premier trimestre. Le diagnostic et le traitement sont parfois bien plus importants que les résultats.

- **Aborto espontáneo** : l'énorme deaborto espontáneo est maire au premier trimestre. Les sintomas pueden comprennent un sangrado abondant, des calambres intenses et une perte de tejido. Ce n'est pas la même chose que la communication médicale immédiate.

- **Embarazo ectópico** : Un embarazo ectópico se produit lorsque l'ovule fécondé est implanté avant l'utérus, généralement dans les trompes de Falopio. Les symptômes comprennent des douleurs dans la cavité abdominale, des douleurs dans l'hombro et des pertes vaginales abondantes. Un embarazo ectopique est une urgence médicale et nécessite un traitement immédiat.

- **Hiperemesis gravídica** : elle affecte le système nerveux et les émotions intenses, ce qui provoque une déshydratation et une perte de poids. Il est d'autant plus intense que les pointes des mères sont malades et nécessitent une intervention médicale.

- **Diabète gestationnel** : même avec une fréquence élevée de diagnostic, le diagnostic a été retardé jusqu'à la grossesse, survenue plus tôt dans la vie des femmes. Il est important de contrôler les taux sanguins dans le cadre d'un régime alimentaire médian, de l'exercice et, si nécessaire, de médicaments.

7. Préparation pour les prochains trimestres

Le premier trimestre est la seule grossesse. Au cours des deuxième et troisième trimestres, nous avons expérimenté de nouveaux changements et hits. Il est important de vous assurer de recevoir des soins prénatals réguliers, de maintenir un mode de vie sain et de fournir des informations sur votre grossesse.

Lorsque vous regardez les différents moments de la grossesse, si un médecin confirme votre grossesse et vous dit qu'elle est au cours du premier trimestre, il sera important pour vous d'avoir une grossesse saine et sécurisée. Cada embarazo est unique et maintient informé et proactif pour vous aider à enregistrer les principaux résultats possibles pour vous et votre bébé.

Les premières phases de l'embarazo sont caractérisées par une mélange d'excitation, d'anticipation et, en occasions, d'incertitude. Comparez et reconfirmez les premiers signes et symptômes de la gêne, réalisez un contrôle de l'embarazo qui peut être confisqué, allez chez le médecin pour confirmer la gêne et sachez qu'il s'agit du premier trimestre de l'ayudara et ensuite voir cette fois avec plus confiance et facilité. Prenez soin de vous, buscar apoyo cuando sea necesario et frontar el viaje que vous espérez avec positivité et espérance.

Chapitre 13 : Ressources et assistance

Le chemin du père est émotif et abrumador al mismo tiempo. Face à ce moment de confiance et de tranquillité, l'accès aux ressources et aux systèmes d'apoyo confiables est fondamental. Dans ce chapitre, vous trouverez une liste de livres et de sites sélectionnés sur le Web recommandés, des informations provenant d'autres communautés et groupes de médecins, des consultations pour trouver une attention médicale éprouvée et l'aide des utilisateurs précédents.

Livres et sites web recommandés.

Bibliothèques

1. Ce livre classique est un guide indispensable pour de nombreux futurs pères . Cubre todas las étapes de la grossesse et informations appropriées complètes sur les changements physiques, l'attention prénatale et ce qu'on attend pendant la partie. La dernière édition contient des conseils médicaux plus actualisés et qui reflètent les tendances actuelles de l'embarazo et de la part.

2. **Le guide de la clinique Mayo pour une grossesse salutaire de la clinique Mayo** Rédigé par des experts de la clinique Mayo, ce guide fournit des informations basées sur des preuves concernant la

grossesse. Dans l'ensemble, le concept doit être pris en compte après la naissance et comprend des chapitres détaillant la naissance du fœtus, les symptômes de la grossesse et les options pour le rôle.

3. **Guide pour la partie d'Ina May par Ina May Gaskin** Ina May Gaskin, une partenaire reconnue, partage ses connaissances et son expérience dans ce livre d'alentador. Il est inclus dans la partie naturelle et comprend des histoires inspirées sur les parties, des conseils pratiques et des informations sur les avantages de l'attention des partenaires.

4. **« S'attendre à mieux » par Emily Oster** L'économiste Emily Oster examine les données des consejos comunes sobre el embarazo. Ce livre d'enregistrement et d'information rationnel sur l'embarazo et l'aide aux futurs pères à tomar décisions informadas basics en évidence estadística en lieu de mitos ou conceptsos erróneos.

5. **L'Encyclopédie de l'embarazo par le Dr. Paula Amato** Cette encyclopédie est un récurso intégral qui couvre tous les aspects de l'embarazo. Contiene des entrées détaillées sur divers sujets, des instructions illustrées et des conseils d'experts de professionnels médicaux.

Sites Internet

1. **Asociación Estadounidense del Embarazo (** www.americanpregnancy.org **)** Ce site Web propose une grande quantité d'informations sur l'embarazo, le parto et la santé reproductive. Comprend des éléments tels que les soins nutritionnels, prénatals et postnatals.

2. **The Bump (** www.thebump.com **)** The Bump propose du contenu et des outils personnalisés pour les futurs pères. Comprend des mises à jour mises à jour chaque année dès la naissance du bébé, des listes vérifiées et une communauté de pères qui ont établi des contacts et partagé des expériences.

3. **BabyCenter (** www.babycenter.com **)** BabyCenter est un programme intégral pour la grossesse et la crise du bébé. Ofrece asesoramiento de expertsos, herramientas interactivevas y apoyo comunitario. Le site Web propose un large éventail de thèmes, notamment la fertilité, la grossesse et les soins du bébé.

4. **Clinique Embarazo de Mayo (** www.mayoclinic.org/pregnancy **)** La section Clinique Embarazo de Mayo propose des informations fiables basées sur des preuves sur tous les aspects de l'embarazo. Comprend des articles écrits par des médecins professionnels sur l'attention prénatale, le développement fœtal et la parto.

5. **Qu'espérez-vous** (www.whattoexpect.com) Basé sur le livre populaire, ce site Web de réception d'actualisations semanales sur l'embarazo, de conseils d'experts et d'une communauté d'aide pour les futurs pères. Cubre un large éventail de sujets, y compris la nutrition, l'exercice et la préparation pour la partie.

Groupes d'apoyo en ligne

1. **Comunidad BabyCenter** La communauté BabyCenter est l'un des forums en ligne avec plus de tailles pour les futurs et nouveaux pères. Il existe souvent différents groupes selon des critères de naissance, des intérêts spécifiques et des styles de carrière. Les membres peuvent avoir des préoccupations, partager des expériences et s'exprimer mutuellement.

2. **Communauté Qué espérer** La communauté Qué espérer proposer aux parents une plate-forme pour se connecter, partager leurs conseils et s'engager mutuellement pendant l'embauche et la paternité. Le site comprend des groupes répartis par régions, zones géographiques et thématiques spécifiques comme l'allaitement maternel ou l'entraînement au sommeil.

3. **La Communauté Bump** La Communauté Bump propose une série de forums avec des futurs et nouveaux pères qui discutent de divers sujets liés à la naissance et à la paternité. Le lieu comprend également des outils pour gérer le déroulement de la grossesse et planifier la vie du bébé.

4. **Les forums Reddit pour les parents et les parents embrazo** Reddit est le foyer de diverses communautés actives sur le recrutement et les parents, y compris r/année de grossesse/parentalité. Il s'agit d'une plate-forme pour les pères des préoccupations Hagan, des histoires partagées et des rencontres avec d'autres personnages qui vivent des expériences similaires.

Grupos de apoyo personales

1. **La Leche League International (www.llli.org)** La Leche League apporte de l'aide et de l'éducation aux pères qui aiment. L'organisation du groupe local invite les pères à revenir les uns vers les autres pour partager des expériences, des préoccupations et recevoir des conseils de dirigeants capacitados.

2. **Meetup (www.meetup.com)** Meetup est une plateforme qui permet aux gens de rencontrer et de rencontrer des groupes locaux ayant des intérêts locaux. Les futurs padres et les nouveaux padres peuvent utiliser Meetup pour trouver des groupes

locaux pour les padres, des classes d'exercices pour l'embarazo et d'autres communautés d'apoyo.

3. **Grupos de apoyo en hospitales y centros de maternidad** Muchos hospitales y centros de maternidad offrent des groupes de apoyo pour les futurs pères et nouveaux pères. Ces groupes devraient inclure des cours de préparation au rôle, consejos sobre lactancia materna y apoyo posparto. Consultez votre médecin ou l'hôpital local concernant les recours disponibles.

Support spécialisé

1. **Postpartum Support International (** www.postpartum.net **)** Postpartum Support International propose des services et aide les parents qui souffrent de dépression après l'accouchement et d'autres traumatismes de l'état de l'enfant périnatal. L'organisation de groupes d'accueil en ligne, une ligne d'aide et d'information sur la façon de trouver des ressources locales.

2. **Resolve : La Asociación Nacional de Infertilidad (** www.resolve.org **)** Resolve brinda apoyo and educación a personas y parejas qui expérimentent l'infertilité. L'organisation ofrece group of apoyo en ligne, recursos educativos and información sobre comment rencontrer des groupes d'apoyo locaux et des spécialistes de l'infertilité.

Choisir un fournisseur de soins médicaux adéquats est une étape cruciale pour garantir un embarazo saluable et sûr. Si vous préférez un obstétra, un partera ou un médecin de famille, il est important de trouver une preuve que vous avez ajusté vos valeurs et vos nécessités. La suite vous propose quelques conseils pour vous aider à rencontrer le fournisseur d'attention médicale adéquate :

1. **Découvrez les différents conseils de fournisseurs**
   - **Obstetras (ginecólogos)** : Médicos qui se spécialisent dans la grossesse, la partie et la santé du système reproducteur de la femme.
   - **Matronas** : Professionnels de la santé qui apportent leur attention pendant l'embarazo, parto et posparto. Un menu qui valorise la partie naturelle et offre une atención individualizada et intégrale.
   - **Médicos de familia** : médecins généraux qui apportent une attention particulière aux personnes et aux familles de tous les âges, y compris l'attention prénatale et postnatale.
2. **Tenez compte de vos besoins et préférences**

- Considérez le type d'expérience d'une partie du monde (par exemple, une partie dans un hôpital, une partie à la maison, à la maternité).
- Considérez la nécessité d'une condition médicale particulière nécessitant un traitement spécial.
- Déterminez vos préférences en matière de soins prénatals, en fonction de la fréquence des visites et des conseils de tests et examens durant la saison hivernale.

3. **Recommandations de Pide**
- Obtenez des recommandations d'amis, de connaissances ou de collègues qui ont des expériences positives avec vos fournisseurs de soins médicaux.
- Contactez un groupe local d'aumôniers ou de foros en ligne et sollicitez les recommandations d'autres futurs aumôniers.

4. **Consulter les références et l'expérience.**
- Assurez-vous que le fournisseur de soins médicaux a une licence et est certifié sur votre terrain.
- Informez-vous de votre expérience et de vos spécialités, comme des employés de haut niveau ou de parties naturelles.

5. **concerter une citation pour consulter**

- Programmes consultés avec des sources potentielles pour paralyser vos plans d'embarras et faire des questions sur votre attention sur l'attention prénatale et le parto.

- Profitez de cette occasion pour évaluer votre style de communication, votre relation avec les patients et votre disposition à répondre à vos demandes.

6. **Évaluez le confort et la confiance.**

- Elija est un fournisseur avec sa sienta cómodo et avec qui il a construit une relation de confiance.

- Confía en tus instinctos. Si vous avez reçu suffisamment d'informations ou decepcionado, la mer continuera à être utilisée.

7. **Considérez les affiliations hospitalières**

- Si vous envisagez de faire partie de l'hôpital, vous serez assuré que votre médecin aura des privilèges au sein même de l'hôpital.

- Informez-vous sur la politique, les installations et les services de l'hôpital, comme les agents de lactation et les soins postérieurs.

questions fréquentes

1. **Avez-vous besoin de prendre des vitamines pendant la grossesse ?**

- Il lui recommande de recevoir des vitamines prénatales pendant trois mois avant son décès. Cela signifie que le corps contient suffisamment de nutriments importants, tout comme l'acide folique, qui prévient les défauts du tube neural chez le bébé.

2. **À quelle fréquence consultez-vous mon médecin pendant la grossesse ?**

   - En général, vous avez tendance à contrôler les menstruations au cours du premier et du deuxième trimestre, à contrôler les quincenales au troisième trimestre et à contrôler les semestres au cours du dernier trimestre. Le médecin doit ajuster le cronogramme pour confirmer la nécessité de spécifications spécifiques et la nécessité de complications avant l'intervention chirurgicale.

3. **Qu'est-ce qui doit être évité pendant l'embarazo ?**

   - Évitez le tabac, l'alcool et les drogues récréatives. Limitez la consommation du café à 200 milligrammes maximum par jour. Évitez la carne cruda ou poco cocida, les poissons à haute teneur en mercure, les productos lácteos non pasteurizados et les ciertos tipos de quesos blandos. Consultez votre médecin pour obtenir une liste complète des aliments et de la nutrition dont vous avez besoin.

4. « **Comment pouvez-vous contrôler les nausées matinales ?**

   • Consommez divers aliments en petite quantité tout au long de la journée. Évitez la nourriture et la nourriture que vous mangez. Manténgase hidratado y beba té de jengibre ou coma dulces de jengibre. Analysez et évitez les mouvements bruscos. Les mères de la mère sont tombes, communiquent avec son médecin pour un traitement ou un traitement médical.

5. **¿Cuáles son los signos del parto?**

   • Les signes de la partie comprennent des contractions régulières qui ont plus de fréquences et d'intensité, des douleurs au niveau des lombaires, des calambres, l'élimination du tapón mucoso et de la rotura de membranas. Ce n'est pas le seul signe qui communique avec le médecin.

6. **¿Puedo faire de l'exercice pendant l'embarazo?**

   • Oui, l'exercice régulier est bénéfique tout au long de la grossesse. L'intention est d'effectuer une période de 150 minutes d'exercice intensif au cours de la semaine, comme suit : B. Caminar, puis faire du yoga pendant toute la durée de la grossesse. Après le premier trimestre, évitez les activités à fort impact, les sports de contact et les exercices qui nécessitent de pratiquer à l'extérieur. Vous devriez consulter votre médecin avant de vous lancer dans un nouveau programme d'exercices.

7. **Comment se prépare-t-on à la lactation ?**
   - Tome une classe ou une classe plus grande sur la lactancia materna pour prendre en charge la technique adéquate et les défis des communes. Invierta en un extractor de leche y sujetadores de lactancia de calidad. Créez un espace confortable pour l'allaitement dans votre maison. Póngase en contacto avec una asesora en lactancia para obtener apoyo y asesoramiento personalizados.

8. **« Voudriez-vous apporter votre sac à l'hôpital ? »**
   - Les éléments essentiels comprennent l'identification et les informations du dispositif de sécurité, un plan de pièce, des vêtements, des articles tocador, un chargeur de téléphone, des réfrigérateurs et des articles essentiels pour le bébé, notamment des vêtements, des panneaux et une manta. Recuerde empacar artículos para la comodidad del parto, y compris une pelote de stabilité, de la musique et des huiles essentielles.

9. **Pouvez-vous contrôler le stress pendant l'embarazo ?**
   - Pratiquez des techniques de relaxation comme la respiration profonde, la méditation et le yoga tout au long de la grossesse. Mantenga un mode de vie

sain avec une alimentation équilibrée et une activité physique régulière. Busque el apoyo de su pareja, familiares y friends. Si vous êtes toujours en démasie, vous aurez un lien psychologique.

10. **¿Lequel tu dois prendre un embarazo de alto riesgo?**

- Suivez attentivement les recommandations de votre médecin. Assistez à tous les contrôles et faites des essais ou des examens supplémentaires selon ce qui est recommandé. Créez un style de vie saluable et évitez les activités ou les subsistances qui pourraient augmenter votre risque. Si cela est nécessaire, busque ayuda de especialistas, p. B. un spécialiste en médecine maternelle et infantile.

L'accès aux recursos et apoyo confiables est crucial pour un embarazo saluable et sécurisé. Pour utiliser les livres recommandés, sites Web, groupes d'apoyo et trouver un fournisseur d'assistance médicale fiable, vous pourrez vous assurer d'être bien préparé pour les défis et les joies de l'embarazo. Rappelez-vous que cada embarazo est unique et qu'il est important de gérer les informations, de faire des questions et de les chercher lorsque cela est nécessaire. Félicitations pour votre embarras et nous souhaitons un voyage tranquille et félicitons la paternité.

Diplôme

Pensamientos finales y aliento.

Si vous êtes embarrassé dans l'incroyable voyage de l'embarras, il est important d'avoir un impact profond sur ce moment qui aura lieu dans votre vie. L'embarazo n'est pas seulement un processus physique, mais aussi une expérience transformatrice qui remodèle votre humeur émotionnelle et mentale. Notre objet dans ce livre est de vous apporter la connaissance et les outils nécessaires pour enregistrer ce voyage avec confiance et grâce.

Compléjidades de la santé avant le concept, l'importance des ajustements dans le style de vie et l'importance de la préparation mentale et émotionnelle de ses parties importantes pour un embarazo saluable et satisfaisant. Chaque chapitre a été conçu pour fournir des informations complètes et des conseils pratiques, aidant à prendre des décisions informées à chaque étape du chemin.

L'embarazo est une expérience unique pour chaque individu et pour chacun. Vous êtes sur le chemin de dix ans de désespoir, c'est un grand moment d'allégría, d'anticipation et de connexion profonde. En attendant, rappelez-vous que vous êtes bien en train de chercher de l'aide, faites des questions et apoyarse dans votre rouge d'apoyo. Vos fournisseurs d'attention médicale, vos amis et vos amis ont des listes de ressources inestimables pour vous accompagner dans ce processus qui changera votre vie.

Il est également important d'être aimable contigo mismo. Le parcours comporte un parcours marathon et non une piste rapide. Habras d'émotion et de jours d'incertitude, mais chaque fois que tu cherches ton bébé. Célébrez les petites Victorias, appréciez les esfuerzos et confiez-vous en que podrá afrontar cualquier cosa que se le présent.

C'est ce que vous voulez que l'itinéraire suive après vous

Le chemin connaît de nombreux succès. Ce moment où vous passez la première fois de votre vie, vous devez attendre les trimestres et vous avez le nacimiento de votre enfant, pour que vous puissiez profiter de nouvelles expériences et du désespoir. Il est important de maintenir l'information et la proactivité et de se préparer et de s'adapter continuellement aux médias qui avancent dans l'embarazo.

Premier trimestre : cette phase initiale doit être caractérisée par l'excitation et les changements physiques importants. Il est temps d'adopter de saines habitudes de vie, de faire des contrôles périodiques et de préparer les mois de nourriture. La mère de la mère, la graisse et d'autres symptômes, pendant la grossesse, étaient contrôlés par le cuidado et l'atténuation des besoins du corps.

Deuxième trimestre : un menu dénommé « période de bonté » de l'embarazo, le deuxième trimestre provoque généralement l'alivio des premiers instants et une impulsion d'énergie. C'est un excellent moment pour venir planifier la vie de votre bébé, ce qui comprend monter la garde, suivre les cours de préparation au départ et suivre le contrôle de la santé et de la santé.

Tercer trimestre : un média qui voit les phases finales de la grossesse, concentré en préparation pour le parto et le nacimiento. Assistez aux contrôles périodiques, commentez votre plan de départ avec votre médecin et assurez-vous de tenir toute la liste pour la mission de votre bébé. C'est également un moment où vous devez vous concentrer sur la recherche de votre corps personnel, car votre corps a besoin de conserver son énergie pour la prochaine partie.

Trabajo de parto y parto : cette phase n'est qu'un moment d'émotion et de désespoir. Un plan de partie bien pensé, comprend ses options de conduite de la douleur et sabre qu'espérer pendant la partie peut alimenter la vie et garantir une expérience plus tranquille. Confiez-vous à la capacité de votre corps pour la lumière et confiez-vous à votre équipement d'apoyo pour l'alentarla et l'apoyarla.

Posparto : le parcours ne se termine pas avec la naissance du bébé. Cette période a été un moment critique de récupération et d'adaptation. Concentrée sur votre récupération physique, votre bien-être émotionnel et votre adaptation aux nouvelles exigences de la paternité. Cherchez des fournisseurs de soins médicaux, des familiers et des amis pour voyager avec cette transition.

Pendant cette période, il est important d'être connectés les uns aux autres, afin que les expériences et les apoyars soient réciproques. Construire une relation solide sans que seulement l'ayudara dure l'embarazo, de sorte qu'elle soit sentará une base solide pour votre paternité.

action de grâce

Créez ce livre pour une œuvre d'amour et ne sera pas possible sans les contributions et l'apoyo de nombreuses personnes. Nous espérons exprimer notre plus profonde amélioration à tous ceux qui ont contribué à la création de ce manuel complet.

En premier lieu, nous avons amélioré notre santé professionnelle et partagé nos expériences et nos connaissances avec nos familles. Ces contributions sont inestimables et garantissent que les informations présentées sont exactes, pertinentes et mises à jour.

Nous sommes également éternellement mécontents des nombreux pères qui partagent leurs expériences et leurs histoires personnelles avec nosotros. Le français et l'honnêteté de l'auteur sont dans ce livre au caractère riche, humain et reconnaissable, qui est évocateur pour nos lecteurs. Nos expériences ne sont ni inspirées ni revécues par les routes locales et les divers sentiers de la patrie.

Nous avons amélioré l'équipe des éditeurs, des concepteurs et des éditeurs qui travaillent de manière insupportable pour rendre ce livre réaliste. Ce compromis, cette créativité et cette attention portée aux détails de ce projet sont terminés. Merci pour votre travail Arduo et votre compromis avec l'excellence.

Depuis lors, nous avons eu un certain nombre de familles et d'amis qui ne peuvent pas être traités et aliénés tout au long du processus. Votre confiance dans ce projet et votre compréhension des innombrables heures passées ont été une source de force et de motivation.

Finalement, notre Gustaría exprime un usted, lecteur, notre agradecimiento plus profond. La décision de s'embarquer sur cet itinéraire et la configuration et l'orientation des voitures de bus est enviable. Nous espérons que ce livre sera comme un recours valable et le brinde la confiance et l'apoyo qui est nécessaire pour faire face à l'engagement et à la paternité.

En résumé, le voyage vers la patrie est l'une des expériences et transformations les plus profondes de la vie. En tant que proactif, buscar apoyo et mantenerse informada, préparez le scénario pour une grossesse saine et satisfaisante. Embarquez dans ce voyage avec le cœur ouvert, confiez-vous à vos capacités et savez que vous n'êtes pas seul. Félicitations pour cet incroyable voyage et nous souhaitons que tous les moments les plus importants se préparent pour la naissance de votre nouveau bébé.

TENGO UNE PETICIÓN

Lecteur Querido,

Merci pour votre achat ! Nous espérons que nous avons reçu le livre. Nous sommes très satisfaits de notre réponse honnête.

Ces commentaires honnêtes sont essentiels pour notre créativité et notre ayudan une comparaison qui est plus importante pour nous. En partageant vos pensées, cela n'aidera pas seulement d'autres lecteurs à prendre des décisions informées, mais cela augmentera également la visibilité de ce livre.

Ces bâtiments inspirent et inspirent les autres, créant une communauté basée sur des connaissances et des connexions partagées. Nous célébrons ensemble la communication significative et la beauté des expressions sincères.

Merci beaucoup!